The mindfulness workbook for OCD:
A guide to overcoming obsessions and compulsions using mindfulness and cognitive behavioral therapy

强迫症的正念治疗手册

[美] Jon Hershfield, Tom Corboy / 著

聂晶 / 译　　东振明 / 审校

中国轻工业出版社

图书在版编目（CIP）数据

强迫症的正念治疗手册/（美）赫什菲尔德（Hershfield, J.）等著；聂晶译. —北京：中国轻工业出版社，2015.3（2023.10重印）

ISBN 978-7-5184-0058-4

Ⅰ. ①强… Ⅱ. ①赫… ②聂… Ⅲ. ①强迫症-治疗-手册 Ⅳ. ①R749.990.5-62

中国版本图书馆CIP数据核字（2014）第266010号

版权声明

责任编辑：戴　婕

策划编辑：戴　婕　　　　责任终审：杜文勇

责任校对：刘志颖　　　　责任监印：吴维斌

出版发行：中国轻工业出版社（北京东长安街6号，邮编：100740）

印　　刷：三河市鑫金马印装有限公司

经　　销：各地新华书店

版　　次：2023年10月第1版第8次印刷

开　　本：710×1000　1/16　印张：13

字　　数：103千字

书　　号：ISBN 978-7-5184-0058-4　定价：35.00元

著作权合同登记　图字：01-2014-4889

读者热线：010-65181109，65262933

发行电话：010-85119832　传真：010-85113293

网　　址：http://www.chlip.com.cn　http://www.wqedu.com

电子信箱：1012305542@qq.com

如发现图书残缺请拨打读者热线联系调换

231607Y2C108ZYW

致 Shannon、Emma 和 Sadie：谢谢你们，让生命的存在如此珍贵。

致强迫症患者：你比自己想象的更强大。

——Jon Hershfield

致 shanti：碰到你是我人生中最美好的事。

——Tom Corboy

推荐序

在应用正念体悟疗法干预强迫症五年之后，我终于发现了这本同样是把正念和认知行为疗法结合起来的指导手册。我很急切地想把它翻译成中文以飨国内读者，于是就联系了中国轻工业出版社“万千心理”的戴婕编辑和上海大学的聂晶老师，戴婕编辑负责和国外出版社商谈版权问题，聂晶老师负责执笔翻译。在他们的辛勤努力下现在这本书终于可以和读者见面了。

虽然有很多读者不习惯读序言，但在开始部分先为读者提供以下一些信息是非常有用的：本书的内容是什么？本书的结构是如何组织的？本书与其他同类书籍相比有何区别？谁应该阅读本书？读者如何从本书中获益最大？

本书的内容是什么

本书介绍了以正念和认知行为疗法、尤其是暴露与反应阻止法为基础的针对强迫症的整合干预策略，它将正念、认知重构、暴露和行为阻止技术完美地整合在一起。全书贯穿着对正念呼吸的运用。而对呼吸的觉察是正念最基础和最核心的部分，这种方法既简单又有效。但大脑总是对复杂的东西感兴趣，而对简单的东西缺乏信心和耐心，这将阻碍你认真且持续地练习正念。所以在这里我提醒大家不要因为其看似简单而对它不够重视，必须要认真而持续地练习。当下、接纳与允许、与感受同在这些正念的核心理念在第二部分应对具体强迫症的策略中都得到了充分的体现，这几点正是要克服强迫症所需要的基本态度和能力。在自助过程中尤其要注意培养。暴露与反应阻止法被认为是强迫症治疗的黄金标准，是一切强迫症心理干预策略的核心，本书也不例外。这也是最具挑战的部分，到目前为止绝大多数专家认为没有暴露参与的心理治疗对强迫症效果不佳。所以读者需要克服畏难情绪，勇于进行暴露练习。您的点滴努力都会获得巨大的回报。虽然认知行为疗法中的“认知”成分在对强迫症的治疗效果中到底起了多大作用，目前仍然备受争议；但本书针对每种具体的强迫思维都给出了认知重构的指导和范例，这是非常有益的。

本书的结构是如何组织的

本书共分为三个部分。第一部分是相关的理论基础，介绍了什么是正念，什么是认知疗法，什么是行为疗法，以及从正念的角度如何理解强迫症。第二部分是全书的重点，它主要介绍了运用正念认知行为疗法干预强迫症具体过程的展示，列举了十个类型的强迫症，并且分别详细地给出了如何运用正念认知行为疗法一步一步应对的具体方法。尤其是关于“性取向强迫症”、“恋童强迫症”和“过度关注强迫症”这几种类型的详细论述，其他书里是很难见到这些内容的。这一部分的内容需要读者对照自己的实际症状按照书中的步骤和方法认真地去练习。第三部分的内容也很实用，因为这是很多强迫症患者实际面临的困扰，如是否应该对别人说自己患有强迫症以及如何说等，本部分都给出了指导性的意见。

本书与其他同类书籍相比有何区别

现在关于强迫症的书籍主要分为两大流派：一类是认知行为派，尤其是以暴露与反应阻止法为核心；另一类是森田派。对于治疗强迫症来说，这两种疗法恰好可以非常完美地互补——暴露与反应阻止法更适合于既有强迫症思维又有强迫行为的强迫症群体，而森田疗法更适合于单纯的强迫思维。正念的核心理念和森田疗法的核心理念非常相似，有异曲同工之妙。把正念应用于强迫症的治疗在全世界来说都是一个前沿和崭新的领域，而国内暂时还没有这方面的译著或专著。本人正在撰写的“强迫症的正念体悟疗法”也还没有完稿。《脑锁》（*Brain Lock*）* 一书可以认为是将正念的理念和认知行为疗法相结合的开山之作，但《脑锁》里没有专门的正念练习部分，所以可以说本书填补了这方面的一个空白。同时，本书中关于想象暴露尤其是“脚本”的编写技术和应用是非常有特点的，也是非常实用有效的。另外，本书第三部分的内容在其他书籍里也难得一见。

谁应该阅读本书

可以从阅读本书中获益的读者包括强迫症患者本人和专业的强迫症治疗师。

如果你正在经受强迫症的折磨，那么你就是最应该阅读本书的人。本书非常清晰而又有逻辑地教给你如何一步一步地摆脱强迫症的控制。阅读本书可以在认知和思辨的层面上对你有所帮助，但这还远远不够，你必须从“经验”的层面上有所体悟，才能真正有所收获。

如果你是为强迫症患者提供专业服务的人士，你应该认真地阅读并理解本书。本书为你提供了一定的理论基础和相应的操作程序。如果你想更有效地帮助你的来访者，本书无疑是一个强有力的工具。如果你已具备了相应的正念基础和认知行为疗法尤其是暴露与反应阻止法的基础，那本书将会使你如虎添翼。但如果你缺乏这两方面的基础，那么本书显然还不够，你还需要阅读这两方面的书籍。对于正念来说，仅仅阅读和理解是不行的，你必须接受正规的正念训练并且自己要坚持练习。幸运的是，目前国内已有相关的课程和工作坊，你可以在网上获得相关资讯。

读者如何从本书中获益最大

强迫症在出版界已经是一个受到广泛关注的话题，正念更是近几年来的热门话题。本书所有内容都是这两个话题的结合。要知道书中的一

* 本书中译本已由中国轻工业出版社“万千心理”出版。

切观点、内容和技术都是作者的，不是你的。就算你全看懂了，完全理解了，甚至都能讲给别人听了，那也不是你的。只有经由你自己的实践，用你的全部身心去经历、去体悟，并有所收益之后，这些东西才真正属于你，才能对你产生真正并持久的影响。这需要你不仅仅是阅读理解本书，更需要的是践行本书。

愿本书能够帮助到更多的强迫症朋友！

愿所有的强迫症朋友都能早日摆脱强迫症！

东振明

2014 年 10 月 9 日

于上海盖德强迫症研究中心

前　言

正念本身的发展历程及其在认知行为疗法实践中的应用是漫长而复杂的。无论从概念还是从实践上看，正念与佛教的关系都非常密切；但实际上正念也根植在许多文化传统和个人经验中。作为一种治疗方式，正念最先在 Jon Kabat-Zinn 的引领下应用于压力管理，之后则应用于疼痛管理。在边缘性人格障碍的治疗中，Marsha Linehan 引入了正念，对辩证行为疗法作出了开创性的发展。Zindel Segal 和其他治疗师在抑郁症治疗中使用了基于正念的认知疗法，自此，正念在治疗周期性抑郁的过程中开始发挥重要作用。

在学习辩证行为疗法（Dialectical Behavior Therapy，简称为 DBT）和基于正念的认知疗法（Mindfulness Based Cognitive Therapy，简称为 MBCT）的过程中，我首次了解到正念在认知行为疗法中的潜在重要性。然而，当我第一次与强迫症方面的专家们进行交流时，得到的反馈却只有蔑视和白眼。我试图在合著的自助书籍中介绍正念，却引发了与合著作者的矛盾，威胁到项目的进程。较早时期，试图在强迫症治疗中引入正念是非常尴尬的，会引发阻力。然而，最好的科学思维就是对新观点保持开放并持怀疑态度，同时愿意用数据说话。这一刻终于到来，人们已经普遍认可：正念是强迫症认知行为治疗概念中的重要组成部分。

我认识 Jon Hershfield 已经很多年了，主要的了解来自于他在强迫症网络支持团体中的参与和贡献。他分享自己的强迫症故事，讲述强迫症如何影响他的生活，并最终促使他成为一名治疗师。他专注地帮助他人战胜这一普遍而棘手的心理障碍。我们很期待在他的下一本书中阅读这个故事，不过现在，我们可以率先从他的收获中获益。Jon Hershfeild 和 Tom Corboy 在强迫症治疗方面颇有盛名。在这本自助书籍中，Jon 和 Tom 描述了如何利用正念作为自助方法治疗强迫症。首先，他们用通俗易懂的语言介绍了正念概念及其基本实践。然后，他们巧妙地将正念实践与认知行为疗法结合起来。我经常听到强迫症患者抱怨说，一些自助书籍对强迫症的描述并不能真实地反映他们的体验，因此他们会怀疑其他人的症状是否不同于自己的，甚至怀疑自己是否真的患有强迫症。强迫症的诊断是非常多元的，没有一本书可以涵盖患者现实中的所有表现。书中专门有章节对各种强迫症的表现进行描述，这样读者就可以轻松地根据症状进行判断，然后学习如何使用认知行为疗法以及正念实践来帮助自己。此外，书中就如何在各种类型的强迫症表现中，将正念与认知行为疗法整合起来，给出了很多实例和建议，为治疗师如何帮助患者提供了参考。

我非常乐意向自己的强迫症患者以及其他治疗师推荐本书。

——James Claiborn 博士

序　言

欢迎阅读《强迫症的正念治疗手册》！本书虽不能代替专业治疗，但它可充当治疗的辅助手段。无论是否有治疗师的指引，你都可以使用正念疗法来协助自己，在治疗强迫症的过程中获得更多的心理健康。

我们是谁

Jon Hershfield

就在我 28 岁的时候，来自强迫症的困扰在人生中达到了顶点。我意识到，自己不能再这样独自承受了。这时，我做出了两个改变自己人生的决策。我找到了强迫症的治疗专家，而且开始将强迫症记录下来。治疗师教我如何挑战自己旧有的信息加工模式。该方法将认知疗法、行为疗法，以及对内在不适感的接纳整合起来，虽然这是个艰难的工程，但它最终帮助我摆脱了强迫症的魔爪。

我是在一个在线论坛上完成自己的强迫症记录工作的。在这个论坛上，我认识了 Michael Jenike、James Claiborn 和 Jonathan Grayson 等人，并且采纳了他们关于认知行为疗法、正念疗法的观点——你不能仅仅因为拥有一些想法，就假定它们是重要的，或者仅仅因为内在不确定性让你感到不适，就假定它们是无法容忍的。同样，其他同伴在网络上发表的强迫症经历启发和激励了我，让我觉得仅仅给他们回复邮件是不够的。在妻子和父母的大力支持下，我扭转了命运的齿轮，最终获得了临床心理学硕士学位。

Tom Corboy 在洛杉矶的强迫症治疗中心给我提供了职位。就在他给来访者展示资料、强调那些给我巨大帮助的核心概念——认知行为疗法和正念接纳技术时，我清楚地知道：我来对地方了！所有的灵感都出现在我的脑海：将临床认知行为疗法与更加个性和内省的正念法结合起来。

那段时间里，我有幸能够与强迫症患者进行面对面的交流，而之前，我只能通过阅读去了解这些故事。我听到了许许多多不同的故事，但它们却有共同之处：那些想法和感觉的本来面目让人难以接受。在治疗过程中，我将自己注意到的治疗运作模式写在了博客上，而 Tom 将它们发表在洛杉矶强迫症治疗中心的网站上。这些文章吸引了 New Harbinger 出版社 Jess O'Brien 先生的注意，他认为强迫症治疗一定需要正念方面的书籍。Jess 愿意提携我这个未发表过任何作品的作者，并且不遗余力地将本书推介给公众，于是这本书才得以面世。

近几年，我非常荣幸能够直接帮助强迫症患者、在社区成为强迫症治疗师，并且有撰写本书的机会。以后，我还将继续这一旅程，从各个方面贡献自己的力量。

Tom Corboy

我对正念与接纳概念的了解，完全是意料之外的。1989 年，父亲无意中向我推荐了 M. Scott Peck 的《少有人走的路》(*The Road Less Traveled*) 一书。此前，我从未听说过这本书，却被书中的第一句话震撼了："人生苦难重重"(Peck，1978)。

这是个了不起的开篇词。但接下来的话语更让人震撼："一旦我们真正认识到这一点——一旦我们真正理解并接纳人生充满苦难——生活就变得容易起来"(Peck，1978)。

我并不清楚这个观点从何而来。我是个典型的美国西部儿童，从小就被灌输了必须直面困难、克服困难的思想。我从来没有这样认为，甚至对这一想法感到陌生：应当接纳生活丢给我们的苦难。我一点也不喜欢这个观点。

20 世纪 90 年代早期，我进入南加州大学研究生院心理咨询专业，完成了自己的强迫症治疗论文。那时，绝大多数研究都认为最有效的强迫症治疗方法是认知行为疗法。在洛杉矶进行研究生实习期间，一个来访者向我推荐了 Pema Chödrön 的《无处可逃的智慧》(*The Wisdom of No Escape*，1991）一书，认为这本书给她带来了难以描述的平和。此时，我开始关注人类经验中的正念意识、对痛苦和不适的接纳所带来的益处。

没错，有时学生就是老师。我购买并阅读了这本书，立即就被它清晰的逻辑折服了。Chödrön 的基本思想是：对于那些不必要的想法和情绪，只要我们不再试图否认和逃避它们，而是选择正念接受、甚至向它们学习，那么我们的不适感就会减少。

在接下来的几年，我又寻找和阅读了一些有关正念与接纳的书籍。1999 年，我创办了洛杉矶强迫症治疗中心，这是个专门治疗强迫症和相关焦虑症的私人诊所。从那时起，我们的治疗方案已经完全集中于"传统认知行为疗法"与"正念和接纳原则"的整合。

2009 年，我认识了在中心求职的 Hershfield。显然，Jon 聪明而有干劲，我雇用他进行研究生实习。很快，Jon 就展现出对强迫症深刻而全面的理解。而让我一直感到惊讶的是：无论是在临床治疗中，还是在写作方面，Jon 都可以信手拈来，将认知行为疗法和正念接纳技术整合起来。显而易见，他对一切胸有成竹。

本书是一本非常实用的工作手册，为强迫症患者提供了行之有效的方法。该方法融合了传统认知行为疗法和较为抽象的正念与接纳法的"元"法则。我衷心地希望本书能够帮助你，让你更加正念地体验和接纳生命中出现的一切。

关于本书

本书旨在讨论如何将一种叫做"正念"的概念与传统的"认知行为疗法"结合起来，对强迫思维——强迫行为障碍进行治疗。作为强迫症治疗的黄金标准，认知行为疗法被认为可以显著而有效地缓解症状（Houghton 等，2010）。实际上，即使是"使用短暂而密集的认知行为疗法——暴露和反应阻止法治疗强迫症，最短可以在四周内出现显著疗效"（Saxena 等，2009）。

如果将正念法与认知行为疗法结合，研究发现“正念法不会破坏治疗过程，相反，会对认知行为疗法产生补充和促进作用”（Fairfax，2008）。在接下来的内容里，我们会介绍一些认知行为疗法的主要技术，并说明正念法的实践如何促进了治疗。

本书包含三个部分。第一部分集中介绍了三个基本概念：正念法、认知疗法以及行为疗法，三者结合起来就是基于正念的认知行为疗法。在不同类型的强迫症表现中，你需要熟悉和运用的主要方法有：正念意识、挑战认知歪曲、暴露与反应阻止法（Exposure with Response Prevention，简称为ERP）。

第二部分分类介绍了常见的强迫症表现，并描述了如何运用第一部分的方法进行治疗。你需要更好地理解强迫症如何激发了你的想法和情绪，并将你推向强迫行为。你需要检查各种强迫思维中可能出现的不同类型的认知歪曲，还会得到暴露法的具体操作建议。每章还会提出具体的冥想技术指导。

第三部分介绍了强迫症患者需要注意的其他细节，以及如何使用正念法来保持健康的人际关系，同时还为你提供了治疗资源方面的建议。

休息片刻

作为强迫症患者，阅读强迫症内容并不容易。在本书中，会有大量可能激发你症状，或者“加重”你症状的概念内容。在接纳这些信息的时候，要量力而行。阅读本书对你而言就是一种挑战，但一定要允许自己在任何需要的时候停下来稍事休整。即使是一口气读完本书，也不会有任何奖励。我们认为，学会使用书中的方法来增强你与强迫症对抗的战斗力，这才是真正的奖励。

Jon Hershfield & Tom Corboy

目　录

第二部分 特定强迫思维的正念与认知行为疗法

第三部分 正念、强迫症和你

第一部分

正念与强迫症

强迫性神经症（obessive-compulsive disorder，简称为 OCD）是一种危害身心健康的心理及精神疾病，人的一生中约有 2.3% 的可能罹患这一疾病（Ruscio 等，2010）。强迫症包括强迫思维和强迫行为两个方面。强迫思维是一种违背个人意愿的入侵式思维。这些思维可以是一种观念、形象、冲动、愿望、记忆或其他内在信息，这些思维让人感到苦恼、烦扰。强迫行为是一种试图减轻或去除这些强迫思维所带来的不适体验的行为。这些行为可以是身体上的，如反复洗手、反复检查；也可以是心理上的，例如不断进行检讨等。在后面的章节中，我们将详细解释这些概念。

所谓失调是指事情原本不应如此，即一切失去了原有的秩序。仅仅是某种强迫性观念或行为的存在，还不足以诊断某人罹患了强迫性神经症。诊断为心理障碍的条件是：个体必须体验到功能受损、生活质量降低，以及由于强迫思维和行为浪费了大量时间。

你的强迫症故事

如果你曾经阅读过与强迫性神经症相关的工作手册，那你一定看到过诸如“鲍伯的故事”、“玛丽的故事”之类的例子。在阅读这些故事的时候，你可能会想：那正是我自己！你的故事之所以特别，是因为它发生在你的身上。然而，大多数时候，所有强迫症患者的故事都是类似的。

有一天，你产生了一些想法，这些想法似乎有点不太对劲。这些想法不符合你的信念，但的确是你的想法。为什么你会产生连自己都不相信的想法？这种分离触发了一种感觉——不只是温和的不满，而是某种心理上的痛楚。与其他任何健康、理性的人一样，你很自然地想去除这种痛楚。然而，你所想出的任何办法，似乎都只能给予你短暂的帮助，但它们会更狠地回击你，给你带来更多的痛楚。

你愈是努力地制止这种思考，侵入的思维就愈多；你愈是想自我缓解，你就受伤愈多；你愈是想逃离，你就愈是被迫面对。你努力想放开，但是你做不到。人们常说：“放开就好”，但你会因他们的不公而感到愤怒。你的世界越来越小，你所喜爱的事物似乎在不断地提醒那些讨厌的事物，于是你开始觉得，自己像个无耻的江湖骗子。

你之所以认为自己是个骗子，是因为你觉得：自己只是在假装成一个功能正常的人，而你内在所不断经历的，却还在毫不留情地遭受折磨。你觉得在别人看来，这个骗子是肮脏的、危险的，他不正常、不被爱、分裂、不完美、不道德，而且更重要的是，他是无法控制的。

你不仅仅是焦虑而已，而是被一些锋利的东西扎进脑海。然而，事情并未失控。尽管你备受折磨，但改变这种经历的能力仍然在你的掌控之中。

第一章

你、你的大脑及你的心智

现在花 1 分钟时间，把你经历的现实看作是三个独立的存在物：你、你的大脑、你的心智。

大脑是你头骨内所容纳的有机物的物理集合。大脑与身体的其他器官一样，主要通过一系列复杂的化学电子反应来完成各类功能。大脑的主要功能之一就是数据组织。这些数据包括思维、情感、身体感觉等。大脑对这些数据的处理过程，就像电脑处理器对 0 和 1 数据的处理过程一样。

你的心智就是那个处理器。它接收数据并且用多种方式处理这些数据。心智在数据的基础上进行处理，它会过滤、提炼、去除信息，也会为这些数据增加色彩和意义。

你就是你。你就是那个拥有自己的名字，并且可以观察心智数据处理过程的那个人。你就是你的“存在”，你的人。

我们大部分人都很难将自己和自己的心智区分开来。如果心智可以分析思维观念的意义，那么似乎我们自己就对这种分析负有责任。而正念的概念则基于这样的观点：你可以观察自己心智工作的过程，并且可以决定自己在多大程度上参与该过程。

Daniel Siegel（2007，5）在他的《正念的大脑》（*The Mindful Brain*）一书中，将心智描述为“能量流和信息流的调节过程”。这种将心智视为大脑工作的一部分，或者将心智看作是更空虚的事物的做法，无论是否对你有所帮助，你都可以这样想：我们更感兴趣的是心智的所作所为，而不是心智本身。这里，我们试图理解的是：心智是如何与强迫症大脑、你以及强迫性痛苦产生相互作用的。

正念的基本概念

正念是指承认和接受发生在当下的一切事物的本来面目。作为一种技术，正念始于对自己注意力的培养：注意自己的心智对大脑所接收的信息都做了什么。这涉及注意个体的心智行为，以及心智模式和心智趋势。强迫症的正念训练，就是对你和心智间的关系进行培养，这样你们可以彼此合作而战胜强迫症。

在强迫症患者的经历中，心智是非常失控的。如果你不将你与你的心智分开，你会感觉是你在完成心智的所有活动。这就意味着，你不仅是所有强迫思维和行为的配合者，而且还是产生这些可怕想法和行为的责任人。为了将心智中那些不情愿的想法推开，一方面，你可能会有意地审查、预测那些可怕的假想情境，另一方面，你又会不断地说服自己：这些情境永远都不会发生、我是安全的、这些想法是可以停止的。然而，这些方法从来都不奏效。大脑不断地呈现、心智不断地接收和行动，你沦为了整个过程的奴隶。

然而，如果你能发展出一种更好地观察心智活动的能力，那么你就可以将强迫思维和行为本身，与其内容区分开来。强迫症患者之所以受困于强迫性观念和行为，是因为我们习惯于将心智专注在判断、排斥大脑所提供的一切，而不是允许心智去接受这些想法、情绪和身体感受的本来面目，我们不断地与之斗争。这种斗争是错误的。如果你可以作为旁观者进行观察，只是观察你的心智所接收的一切、观察它是如何跟随这些想法进行活动的，那么你就可以选择如何对强迫思维和行为作出反应。于是，你将不再对两种化学改变作出自动反应，而是开始作出回应。对强迫症的自动反应就是跳进强迫冲动，而对强迫症进行回应则是观察心智的所作所为，然后选择自己下一步的行为。

活在当下

如果你阅读过正念的相关书籍或者有过冥想的经历，那么你对留在当下的概念应当是了解的。刚开始，这看起来也许有点傻，你可能会想：我怎么会在其他地方而不是当下呢？我就在这里，现在。我在这里，现在，我完全吓坏了！因为我发现一个小时前，我碰了不该碰的东西！那意味着一两周内，我可能会生病的！现在的问题太可怕了！

不过，这可不是当下。这是你的强迫症对当下的扭曲版本。其实，这是过去，已经不存在；这是未来，只存在于假设中。换句话说，它是“假设”，而不是“真实”，那就是强迫症患者的生活。在当下的“真实”中，没有强迫症可以加工的材料。你就是那个正在看书的人、逐字阅读的人。即使思考在当下发生，好的，那么你就是那个正在思考的人。这里并没有什么让强迫症乘机而入的机会。但是，在“假设”中，会出现对已经发生或可能发生的事物的恐惧，然后是对那种恐惧进行处理的冲动，以防它们实现。那就是强迫症。

正念的另一种理解方法，就是保持心智与身体的同在和密切联结。你的身体正在椅子上端坐，与书本为伴。你的心智就在那里，与你的身体一起，阅读这些字词。当你的心智开始游离徘徊，重播你上周的一次谈话，或者开始思考尚未发生的事情，那么你的心智就已经不与你的身体同在了。那个身体与心智分离的空间，就是强迫症对心智进行控制的空间。你可以回想起那么一个情境，你的心智已旅行到过去或未来、而并未与当下同在吗？

接受当下发生的一切、变得警觉，并不意味着你会感觉到平和。你可能会感到焦虑。当下的真实可能意味着当下，就在你坐着的地方，你不知道何时你所经历的那些想法、情绪、身体感受才会离开。只有在当下，你才可能不带评判地观察、不带恐惧地体验所发生的一切。

想法只是想法，不是威胁

强迫症患者与非强迫症患者之间最大的差别，并不是他们思维或想法的内容，而是他们思考问题的角度。如果你认为一个特定的想法本身是“坏”的，那么这个想法对你来说就会成为问题。一个想法如何会变“坏”，这其中有许许多多的影响因素。当你完全处于放松状态时，一个突然的、想做一些疯狂事情的想法，就像垃圾邮件一样，根本不会引起自己特别的关注。然而，在焦虑状态下，同样的想法就像一纸可怕的诉状，或者是噩梦来临的前兆：如果我脑子里有这样的想法，那我必须把它驱逐出去！

如果把自己的诸多想法想象成一列火车，那么强迫症患者以及其他焦虑障碍患者总是希望将列车停下来，以确保每个乘客都持有车票。正念疗法则建议你只是简单地看着火车开过。你只不过是在上班途中的某个车站而已，你完全不必将自己卷入检票的纷争中，非要确保每个乘客都乘坐了正确的列车。这意味着你必须承认：不必要的想法确实发生了，但是不要去评价这些想法，赋予它们特定的意义。与其去改变这些想法的意义，不如改变你思考问题的角度，改变你对“想法已经产生”这个事实的认知。这些想法并非因你而生，它只是发生了而已。

想法只是字词

关于想法只是想法本身、而非威胁的另一种实践方式，就是看看自己是如何使用字词的。当你看到一个词时，你把它看作是它指代的那个东西。Steven Hayes（2005）在《摆脱心智，进入生活》（*Get Out of Your Mind and Into Your Life*）一书中，描述了心智是由“关系框架”的网络构成的。在这个网络中，概念被内在地体验为事物本身。当你在体验一个强迫症想法时，你也同时意识到了和这些想法相关的事物。对于大多数想法而言，这并不会对你造成困扰；但是对于那些与强迫症状相关的想法、情绪和身体感受而言，你会因为过分重视它们，从而赋予它们比实际情形更多的意义。这不仅仅是强迫性想法本身而已，而是你所关联的所有事物。

练习：接下来是一个观察心智的练习。

Mirror（镜子）

问自己：这是什么？好，这是个镜子。没错，这是个镜子。但是，如果你盯着这页纸，试图对着它梳妆打扮，那可真是滑稽了。既然你无法在“镜子”前看到自己的影像，那它就不是一个镜子。“镜子”只是一个词而已。

但是“镜子”只是一个词吗？也对也不对。我们称之为词，但是“镜子”（mirror）这串特定顺序的字母集，的的确确让我们联想到了一个可以反射影像的玻璃平面——镜子。如果打乱字母顺序，它只不过是一些字母而已。例如“Mrrior”就没有任何涵义。那字母是什么呢？它们只不过是一些符号，被我们约定俗成地赋予一定的意义而已。这是“M”，那是“R”，等等。

换句话说，一系列无意义的符号以特定的顺序组合在一起，再被我们赋予一定的意义，就成了“词”；而这个词会激发我们特定的想法；这个想法又会激发我们的想象——例如一个可以反射影像的平面——所有相关的观念、情感、知觉等，它们组合在一起形成了我们对于真实的“镜子”的意识。

如果你有强迫症，那么在体验一个讨厌的想法时，就好比你打开这本书，然后一面镜子掉在了地板上。想法只是被我们人为地赋予了内在价值，然后又自动地将之重要化，并且与一些行为反应紧密地关联起来而已。正念练习认为，我们应该将想法看作是字词。它们是空空如也的罐子，却被心智进行加工，赋予了力量。例如，被污染的想法不同于真正的被污染，它只是一个想法而已。

情绪只是情绪，不是事实

情绪基本上就是想法带来的躯体感受。例如你嗓子堵、胸闷、掌心出汗、口干，你将它们称为：内疚。你认为：那就是内疚，我很内疚。接着，你的强迫症又促使你去解释内疚的存在，而不是去接受它。然后，你努力地弄明白到底是什么罪过导致了这样的内疚，直到你终于想出一些事情来责怪自己的内疚……这可是一段无尽的旅程。然而，解脱只是短暂的，因为情绪就是情绪。它们不是事实。它们不是指纹。它们只不过是对躯体体验的有关想法。就像想法本身是空洞的，却被行为赋予了意义一样。

如果你患有强迫症，可能你经常在醒来时感到内疚，然后又花费一整天的时间去追究自己的责任，并试图找到合适的方法来给自己定罪。又或者，你只是觉得有些事情不对劲。你每天醒来后意识到的第一件事是什么？请写下来。

____

____

____

____

____

强迫症需要你仔细分析这些想法，然后把它们分门别类、摆放整齐，还要仔细打包放好以免损坏。强迫症用苛刻的惩罚来威胁你，最苛刻的惩罚是：你认为你的情绪表明了你是谁，心中的内疚意味着你是个罪犯，恐惧意味着你将被毁灭。强迫症告诉你：这些情绪是你必须承受并需要解决的问题。

正念练习则认为，你应该对强迫症耸耸肩，然后告诉它：好的，那不过是一种情绪。只需把情绪作为情绪本身去体验，它只是体内来来去去的东西而已，它没有任何意义，并不意味着你是谁，或者你将要做什么。

感受只是感受，不是行为指令

强迫症患者面临的最大心智挑战，就是要不带评价地对身体感受进行反应。对于健康焦虑患者来说，每个疼痛都意味着严重的疾病，并提示自己是多么不负责任地导致了这些疼痛的发生；对于性取向强迫症患者来说，腹股沟的每次轻微麻木感都是不正常性取向的证据，以及病症可能肆虐的表现。因此，是躯体感受激发了情绪，而情绪又激发了想法，它们在你的心智中集中、汇合，像海浪一样不断冲击着海岸。

正念疗法要求你将躯体感受看作是和想法、情绪一样的东西。它们只是体验而已。疼痛就是疼痛，我们可以允许自己感觉糟糕。如果你允许自己感觉糟糕，并允许它待在那里，你就会保持清醒。清醒就是能让你分清楚头痛不同于脑瘤的能力。换言之，清醒就是能看到躯体感受的本来面目，并去观察自己强烈的想要定义它们是什么的愿望。

聚光灯

强迫症的问题不是你想得太多，而是你将这些想法的强度、容量、清晰度，与这些想法的重要性混淆了而已。

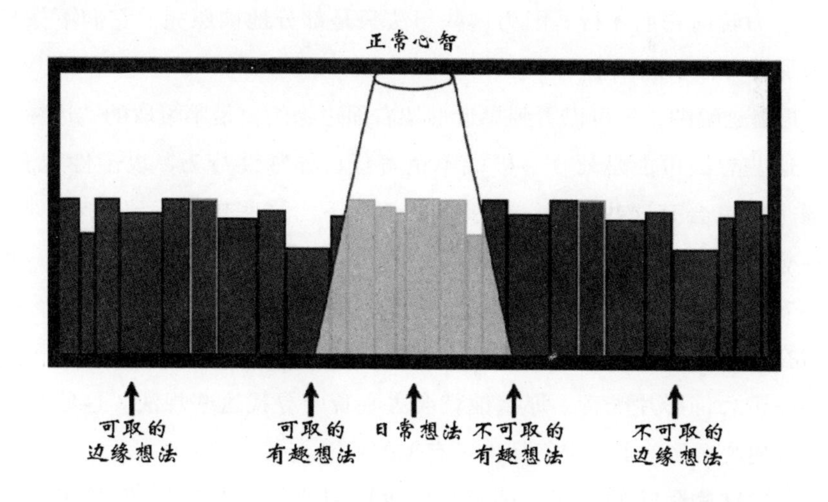

如上图所示，这是摆满书的书架。这些书排成一排，每个都有自己的目的和设计，而且每本书都含有自己的信息、事实、理论、记忆和故事。但是在每天结束的时候，它又只是一本书而已。每本书既不同于彼此，又没有什么不同。

在书的上方是一个聚光灯。它的光照射在一定的范围内，中间的书被照亮，光柱两边的书则没法被照到，而书架两边多余的书则被遮掩了起来。

书架中间被照亮的书，就是你经常的、日常的想法。你可以以不同的重要程度去接受它们，但是大部分都是不加评判的。它们就是一些诸如天空是蓝色的，现在该上洗手间了，饼干太咸了等类似的想法。无论你是否有强迫症，你都能意识到这些想法，它们普遍存在于你的意识中。

紧靠光柱的两边，我们有很多“有趣”的想法。它们可能是有趣且可取的，也可能是不可取的。你想在工作中拿到奖金就是光柱左边的想法；被美国国税局审计账目就是光柱右边的想法。当你意识到这些想法时，它们能引起你的兴趣。这些有趣的想法可能是让你激动振奋的想法，也可能是让你不安的想法。它们可能是一些阴暗的、让人毛骨悚然的想法，每个人都有，但又不允许有；它们可能是让人愉悦的、幼稚的想法，每个人都有，但又很少被允许发生。其实，每个普通个体都会存有这些想法，但是必须将注意力转向它们才行。因为这些想法只是部分地被照亮，它们不像日常想法那样常存于意识中。

再看这幅图，你可以看到靠近书架右面边缘的，是不可取的“边缘”想法。这些想法可能是死亡、极端不负责任、异常性行为、攻击性观念等。普通个体也会有这些想法。在极少的情况下，这些想法不请自来。通常，这些想法被埋得很深。如果你要求一个人进行创造性写作，去想象一些让人不安和不适的东西，她可能就会将那些深藏的阴暗想法挖掘出来，投射显现在意识中。如果你要求一个人在生日礼物上想出一些古怪的点子，或者为一个恐怖影片配音，那么他就会去心智中寻找这些想法。这些想法就不止有趣这么简单了：它们超出了有趣的范围。

穿过这些阴暗的光区，还有很多可以阅读的“书籍”，但是正常的非强迫症个体不会去注意这些想法。如果不是被人敦促去挖掘这些令人不安的深层边缘想法，那么他可能需要通过一些新闻的提醒，才能回到当前的意识中来。

很多人声称自己没有这些类似的想法。他们会说：“我从来没有想过卷入到当前的事件中来”。但是，在这样陈述的时候，你已经，默认和拥有了这个想法！并不是说非强迫症患者就没有那些问题想法，他们也有。只不过，他们不会将这些想法作为一个问题，放在自己的注意范围内！他们不去问这些想法是何时产生的，为什么会产生，因此，即使这些想法确实在

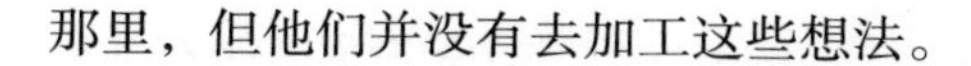
那里，但他们并没有去加工这些想法。

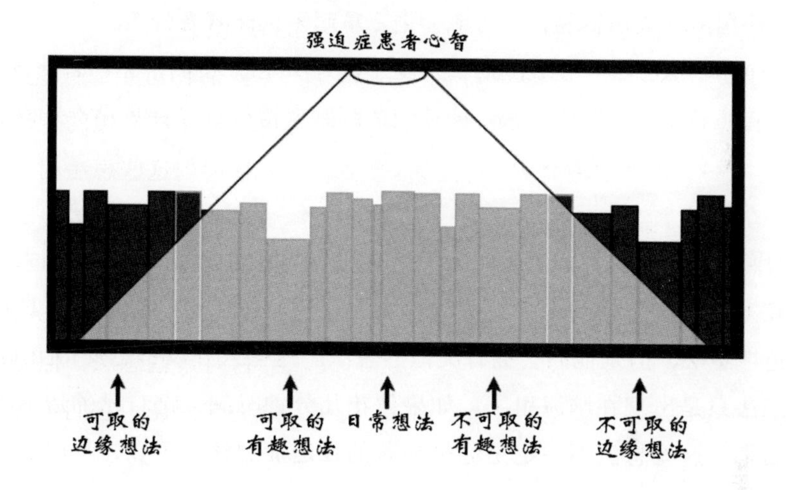

看看这幅图，这幅图展现的是强迫症患者的心智。注意一下聚光灯的光柱所照射到的范围。有趣的想法和边缘性想法如同日常生活的想法一样，都被聚光灯照亮了。它们并不是更有意义，只是太亮了，被过分关注而已。下面就是一些典型的、被强迫症患者过分关注的想法，而这些想法对于非强迫症患者来说只是处于书架的边缘而已：

最后一个碰马桶圈的人可能有病；我可不能碰它，否则我也会生病。

我对不穿 T 恤、裸露上身的男性并不觉得反感，所以我潜意识里可能有同性恋倾向，只不过自己还不知道而已。

我走楼梯的时候只踩了第三个台阶，没有踩第四个，完了，这可能会引发一系列的事件，很可能有个无辜的人会死去。

如果我现在不说“健康”这个词，妈妈可能就会死。

当我抱起襁褓中的女儿时，我的手碰到了她的背。我会不会是个恋童癖?

停车时我的手刹拉得不是那么用力，我的车可能会滑过障碍物，撞倒一个小孩!

我的炉子忘了关了，这下我的房子要着火了，我的猫也要被活活烧死了。

厨房里的刀具很锋利，我可能会把它拿起来捅死我老公的。

那个步行者已经不在我的后视镜里了，是不是我无意中撞了他?

一直想着眨眼的动作，很可能使我的眨眼变得很奇怪，我是不是得了精神病?

按照我们的经验，如果你的屋子里有几个强迫症患者，那么他们大多数都会在上述列表中找到几个类似的边缘性想法。虽然这些想法从未真正成为强迫性想法，但是他们会拥有类似的想法。这些人并没有想变得更聪明，这些想法只是出现在脑海里了。如果你花几分钟时间，把自己的边缘性想法列出来。这些想法不一定是你最显著的强迫症想法。现在，从内心最深处浮现到脑海中的是哪个想法?

____

____

____

____

____

现在做同样的练习，想出一些积极的边缘性想法。这些想法比如癌症治愈、中彩票、成为超人，等等。你要努力让这些积极想法变得和那些阴暗丑陋的想法一样疯狂。注意一下这个有多难。我们都倾向于认为自己的积极边缘性想法太过愚蠢，所以不值得去关注。那么，我们可以想象一下，当强迫症患者在那些负面、消极的边缘性想法上投入相当多的注意力时，那会是怎样的一番情形？把你的积极边缘性想法写下来。

____

____

____

____

____

也许，你希望自己可以将聚光灯的范围缩小：对自己的心智活动知晓得更少。正念疗法建议你还是去除这种缩小注意力范围的想法，你只需要简单地承认：那些被注意力所关注的想法并没有多么重要。毕竟，一个人音量的大小和他话语内容的重要性之间是没有关系的。“镜子”这个词的字体再大，也不会变成一面真正的镜子。想法、情绪和感受的强度，与它们本身的价值是没有关系的。

被冲垮的堤坝

把你的心智想象成一个村庄。在脑海中描绘这样一幅画面：一个山谷中错落有致的屋舍、人物、家畜、道路，还有很多河流，像血管一样把村庄的各个部分连接起来。这是个美丽幸福的地方，但是有点复杂，需要村庄中每个人的注意力以及相互合作。

山谷被陡峭的山脉环绕，一面是巨大的堤坝，比你想象中的还要大。堤坝的里面则是全世界最巨大的水体。这个水体就是你心智中全部的想法——所有的想法。这些想法可能是每个人都可能会产生的想法——包括你喜欢的、不在意的，以及你讨厌的。

现在，因为村庄（你的心智）需要水（想法）才能运转，因此堤坝上有很多精心设置的小洞，来保证有稳定的水流量输入村庄。这些水安全地流入村庄，并经由各种溪流、沟渠来灌溉土地，保证村庄的繁荣。最重要的是，堤坝挡住了洪水。堤坝将你的想法分离，因为你的心智不可能一下子在意识中处理那么多的信息。进入心智中的想法，大多数时候我们是搞不清楚的。你真正需要的只是一些基本的、像细流一样的想法，例如如何系鞋带、刷牙等。

但是，如果你是个强迫症患者，那么你的堤坝上就出现了一些裂缝，以至于多余的水（想法）漏了进来。堤坝本来可以将你需要的想法从其他想法中分离出来，但强迫症患者的堤坝却出了点问题。当然，它还不至于变得太糟糕，否则你的心智将会被想法“淹没”。不过，这个堤坝确实没有那么有效了。

你可以将这些多余的思想流看作是强迫症的定义。这些想法是让人不安的、不必要的，你认为是有问题的。你的第一反应是爬到堤坝上，用什么东西堵住那些洞。在最焦虑的时刻，你会发现自己手持铁锤对着它们。然而，这并不奏效。起初，这样做看起来会让漏水变得缓慢，但是很快，那些强迫性想法就会冲破阻碍飞泻而来。这就是强迫性行为并不奏效的原因。

正念疗法并不试图去阻碍这些不必要的想法，而是看着堤坝即可。这意味着你要花些时间来意识到：尽管很多事情会如你所愿地进行，但实际上的确有很多洞出现在堤坝上，的确有很多思想流侵入心智。这样，你就有两个选择：对着堤坝握紧拳头，指望这样止住水流；或是接受漏水的事实。也许，你可以用心智中多余的水来灌溉心智中的农作物。或者，这些水并没有什么特殊的用处，你只是试着习惯在潮湿的环境中生活就好。最后，只是接受即可。让念头进来，允许它们和其他想法相混合。让它们自然地存在，你只需要改变自己看待它们的角度，就可以容纳它们了。

重新看待这些不必要的想法，将它们看作是大水体中多余的水流，那么它们是“好”还是“坏”就不那么重要了。这就为你营造了空间，想法仅仅是想法而已，你不需要评价它们，也不需要对它们做任何事情。

冥想：正念练习

要减轻强迫症，并不一定要冥想。不过，你可能会愿意这样做，它的确很有帮助。冥想，是以最简单的形式将正念付诸实践。冥想将时间抛之脑后，可以是几分钟，也可以是数小时，完全停止对当下经验的阻抗而只是去观察它。所有基本的静坐和呼吸都意味着，你只参与到静坐和呼吸中来，此外的其他任何活动此时都不再重要，你无须参与。所谓的“其他任何活动”包括思维、问题解决、弄清楚某件事、心智上的回顾和分析等。

不管何时，只要你意识到了静坐与呼吸之外的事情，那么就接纳它们，然后再转入到静坐和呼吸中来。基本上，在静坐和呼吸的时候，无论你的内在与外在发生了什么，你都是通过练习无念来实践正念的。

呼吸冥想是一种普通的冥想方式，因为呼吸是我们一直持续的活动，它就是当下，它就是真实。没有任何关于呼吸的理论，所以当你想到呼、吸的时候，你只能去体验和经历它。

当下是一个有磁力的锚，你必须紧紧抓住它。你的强迫症不断地试图将你从这个锚拉开，从“事实”拉向“如果”的领土。冥想仅仅是让你注意到那股拉力，允许这种拉力的存在，然后再温和地带领你回来。

温和在这里是非常重要的。如果你带有批判性地让自己从念头返回当下，例如关注呼吸！停止胡思乱想！你什么都做不好！那么，冥想是不会有效的。这只能让你离当下更远，进入喂养强迫症的土壤——批判。

这种“带回”是指：用你的心智意识接纳你偏离呼吸的事实，有目的地将你带回呼吸。这像俯卧撑一样，是一种练习。回到当下是一种能力，是可以随着练习而增强的。即使是一点点的练习，也可以让你在这方面强大一些。你需要练习的就是回来。当你在经历强迫症的痛苦时，你可能有好多次都意识到了，你要求自己停下来，从强迫检查回到当下。你试过了，但是疾驰的心智又将你带走了。通过在冥想中练习让自己牢牢地守在当下，你就可以在强迫症来临的时候，增强自己返回当下的能力。

当你经历强迫症的时候，要求你留在当下是痛苦的，而任由你的强迫性行为将自己带离当下，似乎可以缓解痛苦。强迫症似乎是与冥想完全相反的一种运作方式。不过，这并不意味着强迫症患者无法冥想。这只是意味着你在冥想时必须允许强迫思维的存在。你可能会想到，自己过去有多少次试着冥想，然后又被这些阻抗观念噬咬：

静静地坐着并允许头脑中这些想法存在，太痛苦了！我可能连 30 秒都坚持不了！

如果静坐呼吸 5 分钟，那这 5 分钟是完全徒劳的，我可不行。

我已经尝试过了，可还是做不好。我对自己感到很恼怒。

我不断地胡思乱想，把冥想都搞砸了。

用下面的空格记下自己用冥想治疗强迫症时出现的想法：

____

____

____

____

____

基本的呼吸冥想练习

在椅子、沙发或其他舒适的地方坐下来，调整到一个放松的姿势。脚垂下，手自然放松地放在身体两侧。不要去清理你的心智。这纯粹是浪费精力，因为心智是不可能被清理的。相反，开始观察自己的心智是如何被占满的，让它们就那么自然地存在着。

闭上眼睛，用鼻子吸气，然后用嘴巴呼出。如果你对腹式呼吸不太熟悉，那么就试着想象：空气从你的鼻子吸进，然后沿着气管到达腹部，而不是肺部。当你吸气的时候，腹部会鼓起来。这也叫做深呼吸，不过并不是因为你吸进的气体多，而是因为它进入了你体内深处。如果你对这种呼吸感到不自然，那么就用正常的方式呼吸。不过，腹式呼吸的好处是，在你呼吸的时候有一些其他的事情可以做。这也是呼吸过程的一部分，可以让你的注意目标范围扩大。这也可以让你在呼吸时肩膀保持平稳，这样身体会比较放松。但是，你仍然可以按自己喜欢的方式做，因为拥有冥想的概念比“正确”的冥想更重要。

呼气的时候，把你的腹部想象成正在泄气的皮球。当呼吸经过嘴唇的时候，注意它的震动、温度，以及呼气的其他细节。当空气呼出你的身体时，你可以发出声音来，这样可以帮助你更有意识地呼吸，有利于创造一个更宽广有力的锚，帮助你留在当下。

不管你的呼吸一开始有多慢，都要努力让它再慢一点。之所以要尽可能有意识地、缓慢地呼吸，是因为这样可以调节大脑的供氧量。当我们惊慌时，就会出现换气过度的现象。这是因为大脑在告诉身体：它需要更多的能量来准备战斗或者从可怕的事情中逃离。我们通过短暂的氧气剥夺来补充大脑的能量。这就是为什么人们在换气过度的时候，需要在一个纸袋中进行呼吸，这迫使他们再次吸入自己呼出的二氧化碳，从而剥夺大脑的供氧，以达到放松的目的。在冥想中为呼吸调速的目的，是为了帮助你的大脑达到一个更放松的状态。虽然这样会让你感觉很好，但是它只是冥想的次要目的，而首要的放松目的则是为了更好地练习正念。

你有没有想过，尼古丁明明是一种兴奋类物质，可为何抽烟的人却感到放松呢？答案不仅仅是消除瘾头这么简单。抽烟的时候，人们更有意识地放慢了呼吸的速度，抽一支烟的功夫，人们大概会进行 7 分钟的节奏性呼吸。如果要想在工作间隙休息一下，那你可以走到户外，假装抽根烟，这样你就会看到效果了（注意是要在无烟的条件下！）。

几乎就是在你刚刚坐好、打算有意识地开始冥想的时候，你的强迫症就会来骚扰你了。你开始意识到所有让人感到不适的念头、感觉，以及冥想带来的不舒服等恼人的想法。你可能由于焦虑、腹部不适、头昏、浑身发痒等，感到心烦意乱。上述症状其实就是阻止你进行冥想的表现。

正念法建议你将这些感受看作是体验而已，不要将它们视为干扰。所有的念头、情绪以及身体感受只不过是发生了而已。去觉察它们的存在，练习无念。用“不反应”来应对每个念头和情绪及身体感受：嗨！所有的想法们，你们好！我不介意你们待在那儿，不过我会继续向前，把当前的注意力放在呼吸上。

或许你觉得这样做很简单，又或者一点都不奏效。没关系，都可以。

因为我们练习的就是接纳和当下的无念。可能在冥想过后，你立刻就回到了与强迫症的斗争中。但是现在，以及接下来的几分钟里，让自己有所不同，练习无念。

一分钟后，或者两次深呼吸后，不管你的注意力被什么东西抓走，试着把注意力带回来，这样就可以了。这是一次很短的冥想。你基本上只是待在当下，练习不被强迫症的诱饵钩走。或许现在你已经开始沉溺于强迫行为了，但至少你曾经尝试过那几分钟的不同。明天，再来重复这样的练习。也许在这个过程中，你可能只有 5 秒的时间真正地摆脱了强迫症。但是下次，你可能就会坚持到 7 秒。更重要的是，下一次当你意识到自己正纠缠于过去或未来的强迫性想法时，你会更快速地回到当下来。

渐进式肌肉放松冥想

如果你今天想多练习一些冥想，那么可以增加渐进式肌肉放松的冥想方法。渐进式肌肉放松最早是由 Edmund Jacobson 在 1934 年发展出来的。他在研究中发现：肌肉组织的系统性放松与焦虑的身体表现正好相反，因此可以有效缓解焦虑状态（McCallie，Blum，Hood，2006）。这种方法的典型做法就是有意识地绷紧肌肉，然后再放松。不过在我们的练习中，只需要关注放松而不是紧张，这样可以避免由于身体紧张而带来潜在的停滞。

冥想练习其他的部分就是继续进行有节奏的呼吸，并想象空气吸入身体后经过各个部位的样子。你可以把它看作是科幻片里未来世界的全息健康扫描仪：仪器扫过身体，每经过一个部位，就可以带走该部位的紧张。

假想在你头顶上方漂浮着光圈，就像卡通画里的光晕。想象一下，当你吸气的时候，这些光晕也被吸进，并穿过你的身体。当那些不必要的想法开始纠缠你时，就和以前一样做，只是简单地对它们说：好的，我听到你了，不过现在我要做别的事情。

如果你的头顶有了一个清晰的光圈形象，那么就缓慢、舒服地将它吸进来。在你呼气的时候，想象这个光晕穿过头皮、眼睛、鼻子、脸颊、嘴唇，然后停留在下巴的上方。光晕每经过一个地方，就想象着它把你的一些不安、紧张，以及你的强迫倾向带走了。去觉察身体每一处可能产生的知觉，包括耳垂、睫毛等。

要让自己完全进入到光圈停留的每个地方。去关注光圈的上方，也就是已经产生放松感的部位，而不是光圈的下方，那些还未经过的、未改变的地方。如果你在冥想的过程中有什么疑问、或者出现了迷失，只需要对它们礼貌地点头致意，然后再回到呼吸中来。

好，现在再来一次。吸进身体上方漂浮的光圈，然后在呼气时光圈开始下降。让光圈经过颈部的肌肉、骨骼，让它在你的肩膀上方稍微休息一下。想象你颈部的肌肉得到放松，紧张感逐渐消失。头部稍微向前倾，以增加光圈的真实感。让自己去体会头部和颈部的轻松感，以及它们和身体其他尚未放松部位的差别。

再次吸进光圈，让它经过肩膀、胸腔往下沉。让光圈在你的肘部停下，在腹部上方停留。想象你的肩膀沉甸甸地往下放，胳膊好像要从肩膀滑落似的。去体会你胸腔的那个结块，就是强迫症经常捣乱的那个部位，不管此刻它是否放松，都要去接纳它。用意象中的光圈自上而下地放松胳膊，然后去体会肱二头肌和前臂在感受上的差别。

好，再吸入光圈并自上而下地穿过身体。这次要经过你的腹部和腰部，穿过你的手腕和手，然后是指尖。光圈经过的部位比其他身体部位更轻盈、放松。

这时，你的强迫症可能又开始痒痒了。它想知道你何时会停止冥想，开始关注它！那就再次对这些不舒服的想法和感觉点头致意吧。也许很快你就会回到强迫症里了。不过现在，你只是走开一会，练习留在当下。

接下来吸入光圈，让它下沉到膝盖部位。去注意你胫骨和小腿部位蓄积的紧张感，就像是穿上了一双焦虑的靴子。吸气让光圈进入，然后呼气时将光圈推到脚踝和脚背，最后从脚趾尖滑出。

再继续一分钟后可以结束了。或者你也可以继续静坐或者呼吸，但是记住，一定要回到你的锚定点：当下。

结束后，你会感到放松，这是冥想带来的积极效果。不过更重要的是，它改变了你与强迫症的关系。冥想练习的目的就是锻炼你大脑相应的部位，让你不再沉溺于强迫症。接受那些悬而未决的问题，接受所有的不确定性，然后回来、再回来，回到实实在在的当下、真实的时刻。

你可以练习任何形式的冥想，只要你喜欢，不管有没有指导老师。开始时每天一分钟即可。冥想对于许多强迫症患者来说都是不舒服的，因为你不得不与那些想法同在，而且还不能对它们做什么。你甚至都不能“忽略”它们。你是在完成不可能完成的任务：一次又一次地接纳它们，而不做任何反应。

当下的正念

如果说冥想是晨练时的俯卧撑，那么一整天的正念练习就好比是在施工场地做工。有那么多的重物，可以搬上一整天。你要持续练习不被强迫症拖入对想法的批判、分析和解决中。无论如何，要回到当下。

你可以一整天地进行正念练习：不管自己有什么样的强迫症想法，都用当下时刻的真实事物去代替它。这不是注意力的分散，恰恰相反，这是注意力的训练。将注意力聚焦到生活中那些值得珍视的、值得关注的事情上。当你的强迫性想法出现时，接受它，跟它打个招呼，然后再回到当下真实存在的事物中。你可以培养自己的爱好，例如在车上听听有声读物、参与社交活动等。要有节制地从事这些活动。但是有时候，你要偶尔让它们过过头，以控制自己的节制。

有时候，你似乎很愿意放弃强迫性想法，参与到当下来。但是手头却没有明显的、需要你的注意力参与的活动。因为你已经习惯了将心智偏离当下。你的生活已经自动化了，你忘记了食物中微小的味道变化、音乐所蕴含的独特复杂性、交通堵塞时不计其数的复杂互动性，以及当你翻书时指尖产生的无数的身体感觉。请在下面的空格中列出当下值得关注却被你忽视的事物。

____

____

____

____

第二章

正念与认知疗法

关于认知行为疗法（Clark，2005）对强迫症的疗效，由于过分地强调认知部分的作用而备受争议。不过，有一点大家却一致认可，那就是：强迫症患者的主要问题在于，如何评价自己心智所产生的想法，尤其是如何评估它们的意义和相关性（Barrera，Norton，2011）。换言之，当你意识到那些可能触发你的想法时，你便开始对这些想法的意义进行假设，正是这些假设导致了你的强迫行为。

认知疗法

20世纪50年代，一位名叫Aaron Beck的治疗师发现，人们对于精神分析过程中出现的特定类型的想法，会产生特别强烈的情绪反应。这激发了他对“思维如何引发情绪，以及情绪如何影响行为”的研究。在这个过程中，Aaron Beck发展出了认知疗法。该疗法认为：人们的功能失调行为，往往是因为错误、扭曲地解释了个人的相关经验（Weinrach，1988）。特定类型的想法与特定的反应相联结，所以只有识别出这些特定类型的想法，才能改变反应。Beck将这些想法称为“热认知”（Bloch，2004）。它们通常也被称为“自动思维”。

Beck使用了自动思维的概念，并发展出了一个叫做“认知歪曲”的列表。本书还会使用错误、障碍、信念等词语来代替认知歪曲的概念。我们最好把认知歪曲理解为“有色眼镜”，因为眼镜会对准我们的想法，影响我们对它们的理解。认知歪曲是一种机制，它会让我们脱离正念，沦为自动思维的牺牲品。当一个想法产生时，我们并不是简单地去体验想法本身，而是通过镜头的歪曲加工，生产出一堆相当麻烦的东西。

挑战认知歪曲

如果使用正念法来治疗强迫症，那么挑战认知歪曲的过程是很温和的。挑战自动思考的过程需要你付出一定程度的注意力，并且从内在去重视它。如果不去挑战歪曲模式，那心智就会一再地重复错误模式，从而导致你更加顽固地重复强迫行为。

如果你能觉察到自己是如何被卷入认知歪曲过程的，那么你就可以将它们看作是强迫症语言的一部分。这并不意味着你脱离或离开了强迫思维。它们仍然是你的想法，但是它们并不能定义你是谁。它们是一种基于恐惧，而非基于事实的语言。

通过正念法来觉察自己的心智——大声说出来，我正在______（认知歪曲的名称）——你可以同时接受它的存在，并且挑战它。当你觉察到自己的心智正在以某种方式参与思维，那么你就开启了一种释放它、回到当下的可能性。在思维歪曲的时刻，你的觉察能力就是认知疗法和正念法的入口。

在挑战歪曲的思维时，非常重要的一点是：你要记住，你挑战的是歪曲化的过程，而非想法本身。比如说，你可能产生了关于脏的想法。脏就是你拥有的那个想法，如果你试着说服自己“我很干净”，这可能会将你推向强迫洗手的境地；但是，如果你这样想，“我之所以想去洗手，是因为我有了关于脏的想法”，这样你就有可能不屈从于强迫行为。

将正念法运用于认知疗法的第一步，就是在卷入一个或多个认知歪曲时，训练自己有意识觉知的能力。在接下来的章节里，我们会看看强迫症患者通常会拥有哪些歪曲信念，并讨论一下如何在不实施强迫行为的情况下，挑战这些信念。我们将一些错误信念进行了合并、修正，这样更适用于强迫症患者。

全或无／非黑即白／绝对化／两极化思维 将事物看作是非此即彼，没有中间地带

问 题

到目前为止，这是强迫症患者最为常见的歪曲模式。我们似乎生活在一个非黑即白的世界。电影中有好人、坏人；东西不是干净就是脏；纯洁与罪恶；安全与危险等。但是，这并不是真实的。是的，世界上有黑炭、有洁白的贝壳，但是却没有纯粹的黑白。真实的世界中还有许许多多的灰色。如果你发现自己这样想，“哎呀，我刚刚碰过了公共门把手，我好脏啊！”，那么，你就是在助长强迫症，因为你一开始就假设自己是“干净”的。其实，你可能介于干净和脏之间，只不过触碰了让你不适的公共用具后，你比之前更脏了点而已。

你可能会意识到，当你产生了一个“坏”的想法时，你就会觉得自己也变成了坏人。其实，你的内在还有一个理性的声音，它相信：不管自己的想法有多“坏”，也不可能将自己从道德的一端推向另一端。想想看，你的强迫症想法中，有哪些全或无的二元思想？

____

____

____

挑 战

如果你的心智总认为事情非黑即白，那么灰色地带在哪里？又如何阐述那些无法用好坏进行简单评价的客观事实？通常我们在外交时更多地使用这样的说法。例如，如果你一整夜都在焦虑，你可以这样想，“我很难让自己高兴起来”，而不是，“整个晚上都被毁了”。再举个例子，如果你说了一些伤害别人感情的话，你可以想，“我很难过，真不该选择用那样的方式讲话”，而不是“我这个人糟糕透了”。对照前面你自己写出来的“全或无”观念，看看自己能不能重新组织一下，找到一个灰色地带。如果一下子做不好，也不要担心。这是一种技能，就像其他技能一样，就是因为做得不好才需要磨炼。对于挑战自己非黑即白的歪曲观念，你有什么样的办法呢？

____

____

灾难化／假设／过早下结论 假设未来会发生恐怖的事情

问 题

强迫症患者总有大祸临头的想法，这为我们设下一个巨大的陷阱：我们认为自己可以预测未来。其实，我们是无法预测未来的。也许你很聪明，很擅长猜测，但毕竟你不是通灵人士。强迫症会告诉你，如果不去做某个强迫行为，那你就会完蛋或者某个人会受伤害、世界末日来临、你最怕的事情将会发生等。这些想法似乎表明：你不仅仅是在想象一个可怕的未来，而是无法接受未来那个无助的自己。现在想想看，你的强迫症对未来有着怎样可怕的预测？

____

____

____

挑 战

如果你的自动思维以“我将会”或者其他预测方式开始，那你可以用接受事实的方式进行挑战：我无法预测未来。现在，如果接受了这个事实，你的想法应该会是：这件事情可能会发生，但是我也不确定。如果它发生了，那就糟糕了，我必须想出一些方法来解决它。这不意味着你的预测是错误的。你想象的最坏的事情也将会过去。当然，要接受这样的想法很难。但是在客观现实中，你并不知道你所恐惧的事物将成为过去。我们不会尝试着说服你，你想象的灾难一定不会发生。不过，你可以重新看待自己对未来的灾难性想象：承认自己无法预测未来，承认自己的预测证据不足。那么，如何才能做到呢？请写下来：

____

____

____

夸大其辞 总是把事物想得更严重

问 题

如果你有健康焦虑症，那么就会把雀斑看作痣，把痣看作癌肿瘤。如果你发现了自己有一个“坏”想法，那你就会认为这是所有想法中最坏的。每次感冒在你看来就是可怕的疾病；每次声音的提高在你看来就是暴力行为；每次错误的判断在你看来就是不可饶恕的罪行。想想看，自己都有哪些想法，经过思维的运作后变得极其可怕，但平静时却会发现它其实没什么？

____

____

____

挑　战

如果你又忍不住小题大做了，那么就承认它只是个小事。当然，这并不意味着事情不存在，你只不过是承认：事实就是它本来的样子。如果你的强迫症告诉你：鞋面上的那个红色痕迹是带有病毒的血液！你只需要简单地承认：鞋子上有个红色痕迹，那让我很不舒服。再强调一下，你并不用试图批驳强迫想法。你只不过表现得没有投入太多的注意力而已。那么，想想你先前写下的强迫思维，现在，请尝试用一种更客观、易觉察的方式来描述它们。

____

____

____

低估和否认正向思维　人为地低估或否认“恐惧来自于强迫症而非现实”

问　题

在认知领域有个术语，叫做证实性偏差，指出了人们常犯的一个错误：我们会对证据进行解释，来支持自己预先存在的信念（Nickerson，1998）。我们会忽视那些不支持自己观念的证据，来达到支持自己的目的。当强迫症发作时，你的整个生活经历似乎都被丢到九霄云外了，你唯一能听到的声音，就是自己的恐惧是真实的。你可能是世界上最慈爱的父亲，但是在孩子啼哭不止的那一刻，你脑海里突然出现了想去摇晃他的想法，于是你给自己判下了死刑：我这一生都在虐待自己的孩子；当你注意到电视里漂亮的女演员时，你的强迫症会认为自己对配偶不忠。但你忘记了，自己曾经有很多次机会瞒着配偶去做些什么，但你并没有这样做。你会发现，自己无法接受这种赞扬，你的大脑已经关闭了这种自我表扬的功能，因为它与你脑海中的声音是不符的。用肯定的方式作答，接受这个事实：所有的证据都表明你可能是正常的。这会带你走出强迫症的困扰。请问，你在什么时候发现，其实自己头脑中的执著与事实证据是不符的？请写下来。

____

____

____

挑　战

尽管经验不会证明什么，但至少你可以用它来挑战自己的假设。例如，如果你正和自己的性取向强迫症作斗争，那你可能是在否认自己和某类人在一起的生活经历。你可以这样反应：根据我的经验，我通常会选择与这类人在一起。注意一下，我们特意回避了性取向本身。我们只是陈述了一个事实，那就是证据未必支持自己的强迫症想法。还有哪些方法可以挑战自己缺乏事实支持的认知歪曲？

____

____

____

情绪化推理　将恐惧情绪等同于恐惧的真实存在

问　题

在第一章我们讨论过，情绪不等于事实。当然，我们的情绪赋予了现实生活一定的意义。但是强迫症却牢牢地按下了“恐惧”的按钮。仅仅因为我们拥有某种情绪，我们就会认为那件事是真实的！公布业绩的时候，因为非常紧张，你就会感到灾难即将来临；你也会由于缺乏安全感而觉得会有人对你进行暴力攻击。要挑战自己的情绪化推理过程，就必须将情绪的体验和这种情绪可能包含的意义区分开来。感觉有风险并不等同于你身处风险中。感到羞耻也不等同于你的价值被贬损。你有没有注意，自己是如何将情绪等同于事实的？

挑 战

对于那些仅仅由于情绪如此就相信事实也会如此的想法，你可以这样进行挑战：你的情绪和你的行动并不是 100% 的匹配。正念法就是承认你拥有的情绪仅仅是情绪而已。强迫症患者坚持认为这些情绪意味着一些特定的事实。不去评价对与错，现在开始挑战强迫症患者的思维。例如，有暴力强迫症的患者，他们的情绪化推理可能是这样的：我可能会伤害某个人，我现在感到愤怒和不安。挑战它的方法是这样的：我现在感到愤怒，我不知道会发生什么，但是我的愤怒未必意味着有人会受到伤害。有强迫洗手的患者可能会这样想：我觉得好脏，我必须马上去洗。换个想法：觉得脏不一定是真的脏。下面，把自己脑海中那些将情绪等同于事实的错误假设列出来。

选择性萃取／聚焦／管道视野 过分专注或过度聚焦于所恐惧的事物

问 题

现实生活中，并非所有的事情都与你的强迫症有关。然而，选择性萃取就是要把你生活的点点滴滴都和强迫症牢牢地绑在一起。这就好比你戴了一副红色眼镜，抬头看着湛蓝的天，它就会变成紫色。尽管如此，你心里还是清楚地知道，天空不是紫色的。那些与强迫症相联的事物在你看来是那么地明显。生活中有很多类似的现象，例如一个刚刚分手的人总是能听到收音机里播放的爱情歌曲。其实，电台里的爱情歌曲一直如此，只不过现在你很容易把它们从环境中提取出来，并且和你的想法相联结。那么，在你的心智中，有哪些事物是被你选择性地提取出来，以至于忽视了它的全貌呢？

____

____

____

挑　战

如果你能发现心智活动的问题所在——它将那些与强迫症相关的负面细节挑拣出来，而忽视了事物的全貌——那么，你就可以看到事物的全貌了。承认自己的心智模式——你的心智总是倾向于把事物与强迫症联结起来——是一个真正的正念挑战。这种联结并不代表两者真的有什么关联，它只发生在你的心智中。现在你应该这样想：因为强迫症的缘故，我总是会注意到这些事情，但是我不需要对它太过关注。下面，用自己的语言写出，自己是如何对那些强迫症相关事物进行聚焦的。

____

____

____

“应该”思维／完美主义／过度控制　对强迫症制定了严格、苛刻的规则，不能变动或修改

问　题

正常人或非强迫症患者常常会调侃说：“我在这方面是不是有点强迫倾向？”这样说可能对强迫症患者有点不公平。因为，他们并不能完全体验到完美主义所带来的痛苦。并不是说你的标准有多高，而是你对达到这些标准的要求太苛刻了！现实中，完美主义者总是认为不好的事情将要发生。任何微小的变动都会毁掉事物的完美。因此完美只是一种假象，并不是我们想要获得的某样东西，因为完美实际上并不存在。强迫症患者还会使用“应该”、“必须”等字眼，让我们对强迫行为无力招架。你想在某个慵懒的周日，吃个甜甜圈作为早餐，但你的心智会提醒你：应该注重健康。如果你有性或者暴力方面的强迫思维，你会因为有这些想法而自责，因为你觉得自己不能这样想。你可能认为自己应该记得每一次谈话中的细节，或者必须理解阅读的每一本书、每一个句子的意思。“应该”式思维以及对想法的过度控制，它们真

正的问题在于：拒绝接受生活中事物本身的样子，这是对正念的破坏。如果某个事物应该是这样的，而实际上它又不是这样的，那就意味着事物本身没有被接受。这样正念就没有存在的空间了。看看你自己为强迫症设置了哪些苛刻的规定？

___

___

___

挑 战

如果你的强迫症告诉你，不能这样想，或者应该去实施某个强迫行为，那你可以对它的苛刻进行质疑。用正念狠狠地砸向那些强迫思维：我发现自己又有强迫行为的冲动了，不过，没有那么多的“应该”或“必须”。我可以自由地进行选择。例如，当你有了对称强迫症的时候，你可能会想：我必须把那些书本排列整齐。这时你可以这样进行挑战：我有了强迫排列书本的冲动，如果我接受它们本来的样子，就可以挑战强迫症了。在表述的时候改换一下“应该”的字眼，也会很有帮助。比如“这样做可能会对我有好处”，再看看“应该”式思维是否还会作祟。除了暂时减轻目前的焦虑，开车回去检查煤气灶有没有关闭还有什么其他好处？除了暂时让强迫症的野兽收声，继续加班几个小时、把项目重新返工好让它更加完美，还有什么其他好处？你有什么办法可以挑战自己的完美倾向吗？

___

___

___

比较和对比 用别人的经验负面地框定自己

问 题

一般来说，作为社会性动物，我们很难避免与他人进行比较。比较和对比本身不是什么问题。但是，如果我们认为与别人比较是重要而有趣的，而且必须做些什么，那就是问题所在了。你可能会把自己和非强迫症患者进行比较，认为他们为何轻松就拥有了健康。事实上，他们也有自己的问题。你也可能会将自己的身材与超级名模的身材相比，将自己的智慧与某个天才人物相比，或者将自己的虔诚与精神偶像相比，但是，这些比较终归是歪曲的信息。不管你将自己与谁相比，他都和你有着不同的基因、童年，上着不同的学校、做着不同的工作等。即使是和你一同长大的同胞兄弟或姐妹，他们都与你有着不同的生活经历。因此，你用来比较的那个人，都只是别人而已。强迫症患者总认为，别人是能做出更好选择的自己的版本。但怎么可能呢？你不可能在生活中永远做最优的选择。你认为别人拥有哪些令你艳羡的品质呢？

____

____

____

挑　战

对比较式思维的挑战，就是承认“比较”只是个正在进行的行为而已，一旦认出它来，我们就可以对它说不，也可以让它走开。如果你脑子里产生了“我同事比我聪明”的想法，你可以这样想：我不需要把自己和其他人进行比较，何况我也不知道他的优缺点。另一个可行的挑战比较式思维的方法，就是使用正念。例如，把那个人就不需要应付该死的强迫症，改变成其他人就是其他人，我并不了解他们所面对的问题。想想看，你还有什么方法可以应对比较式思维？

____

____

____

读心术和个人化　将他人的想法理论化，或者将他人的行为归因于自己的强迫症

问　题

你认为自己了解人们的所思所想，以及这些思想的原因，你特别相信自己的“直觉”。就像前文提到的灾难化感觉一样，你只是善于猜测而已。

其实你并不了解人们在想什么，以及他们为何做出那样的选择。你也不可能了解。即使人们亲口告诉你，你也无法证明这些说辞是真是假。因此，任何时候，只要脑海里出现了“他们认为……”为开头的思绪，那都是强迫症在欺骗你。什么是个人化？举个例子：如果某人突然退出了谈话，你可能会想是不是自己说了什么得罪了对方。其实，真相是对方肚子痛，或者正受困于自己的强迫思维！性强迫症患者看到别人微笑时，会以为对方是在向自己传递信息：你很有吸引力；有强迫伤害意向的患者看到人们把盘子推开，就觉得那是为了不让自己接触到刀具。现在，反思你的内在，看看有没有因为担心别人的思想或行为而促使自己去实施强迫行为呢？

____

____

____

挑　战

如果你的心智每天都忙着猜测别人的想法，以及别人为何这样做，那你可以这样挑战：我并不会读心术，我不知道人们为什么这样。然后，你可以想想，你对他人如何思考的理论是否只是表明自己在寻求安慰？又或者，这根本就是强迫症的把戏？如果你将他人的行为个人化，那你可以这样想：人们之所以那样说，有可能是因为我的强迫症，但也可能不是。现在我什么都不用做。用自己的语言来总结一下，如何挑战自己对他人的心理解读和个人化行为？

____

____

____

过度自责　认为自己是不幸事件发生的责任人

问　题

强迫症患者可以用各种夸张歪曲的逻辑让自己相信：自己是唯一一个可以制止灾难的人，而推卸这种责任就是邪恶至极。过度自责强迫症患者会特别替下一个可能经历同样事物的人着想，从而出现过度排除的行为。例如，强迫症患者认为必须把马路中间的硬币或者口香糖拿开，因为这很有可能让经过的司机分心，从而导致车祸！Jeff Bell（2007）用返回、倒带、重复等词语来描述强迫症的强大力量，为了缓解自己的痛苦，他不得不在道路中间留下了一个交通警示牌，以避免造成事故。下面想想你自己，有没有因为过度自责而出现强迫行为？

____

____

____

挑 战

你的强迫症会要求你去检查一下咖啡机，即使已经有人检查过了。它告诉你，如果你不去做，就会有坏事发生。强迫症会告诉你，做一个好人有多么重要，不要那么不负责任，不要那么自私等。你可以这样去挑战它：为了避免内疚而完成强迫检查行为，和做一个好人是两回事。我必须接受某些风险，因为我不可能为所有事情负责。这样，你就逃开了强迫症"100%负责"的紧箍咒。你也可以这样想，自己的失败会有很多潜在的结果，不能确定这些结果都是糟糕的。检查一下自己，是不是有一些过度自责的想法？

____

____

____

神奇思维或迷信思想／思想—行动融合 认为思考一件事情会使它更容易发生和成为事实，或者思想等同于事件的发生。

问 题

神奇思维在强迫症患者的心理结构中有着非常重要的作用，尤其是强迫性检查的患者（Einstein & Menzies，2004）。在本书中，我们已经很多次要求你写下自己不喜欢的想法。为了写下这些想法，你不得不有意识地思考，这就使这些想法看起来很真实。为什么？这就是神奇思维。你在本书中已经阅读了很多让你不安和恐惧的内容，这些内容是为你准备的，现在它们似乎会引发一些可怕的事情。为什么？神奇思维。神奇思维会欺骗你的大脑，让你相信一些可笑的事情。它认为你不值得为某些错误冒险，如果你的想法确实是神奇的，你不会容忍自己做不到。思想—行动融合，可以从道德角度来理解（不好的想法等同于不好的行为），也可理解为可能性（想象某事的发生会增加这件事发生的可能性）（Berman 等，2011）。在你的强迫症经历中，有没有将想法等同于行为，或者认为想法会导致事情发生的倾向？

____

____

____

挑　战

如果你顽固地相信，头脑内的想法可以导致头脑外事件的发生，那么思想—行动融合是很难去挑战的。对于大部分人来说，这种歪曲化思维是很好挑战的，神奇思维是愚蠢的，我根本没有必要去确定这类事情。不过，即便你脑海中的思想—行为融合的思维牢不可破，你仍然可以对它的准确性进行质疑：我并不完全确定，是不是我的思想导致了事件的发生。没有任何强迫行为可以在这方面进行确定，所以为了自己好，我必须冒这个险。这是个很好的机会，你可以审视强迫症思维的证据，并认真处理避免过度分析。例如，我妻子可能要发生车祸了，因为我脑子里想到了一个撞击的画面，而且脑子里没有任何她会好起来的想法。这个想法，你可以这样挑战：没有任何证据表明我的想法会导致车祸的发生。你打算如何挑战自己的神奇思维？

____

____

____

自动思维记录

认知疗法（Bennett-Levy，2003）的主要工具之一就是自动思维记录。自动思维记录是用来练习对前文所述的各种类型的思维模式进行挑战的。用自动思维记录来治疗强迫症，其工作模式是：将触发你的所有情境都记录下来，从中挑选出与强迫症相关的自动思维内容，然后用一种更加客观（本质上更觉知）的方式去替换它。

传统思维记录通常包括列出其他有帮助的信息，例如对情绪进行等级排列，列出行为选择结果等。我们则倾向于简化它，只记录触发点、自动化思维和挑战三个方面。当使用正念法和认知疗法作为武器来应对强迫症时，你必须快速、简洁地对歪曲思维进行判定。否则，你很可能会陷入思维审查、价值判断，以及其他种种有悖于正念思维的精神仪式中，难以自拔。

通过练习以这种方式挑战歪曲思维，你就给心智创造了另一个空间，一个完全不同于强迫症的空间。例如，在你触碰了一个你认为很脏的东西后，你的强迫症被触发了，于是，被污染和必须进行清洗的自动思维过程也启动了。如果你将这件事写在思考记录册上，并记下自己对这种歪曲思维的挑战过程（例如，我不知道自己的手是不是脏了，我可以容忍这种不适感），你就给自己的心智指出了一条完全不同的道路。下一次，当你再次被触发时，你可能会重复过去的自动思维过程，但是，这同时也会提醒你，可以按照自己写下来的新方式进行思考。在这个过程中，你不必努力埋葬旧观点，你只是更理性地、让非强迫症的观点展示出来而已。

使用自动思维记录时，要记住的一个最重要的注意事项是：我们的目的并不是消除恐惧。我们的目的是不再重复强迫行为，而是用正念去拥抱和接受那些触发你的情境。

自动思维记录表

触发情境 什么情境触发了你?	**自动思维** 强迫思维的内容	**挑战** 有什么思维方法可以代替歪曲思维?

第三章

正念与行为疗法

你应该听说过巴甫洛夫以及他著名的实验吧：反复地在给狗提供食物的同时呈现铃声。狗看到食物就会本能地分泌唾液，而巴甫洛夫发现，只要听到铃声，即使食物还没有出现，狗也会分泌唾液！这种习得性反应就是经典条件反射或巴甫洛夫条件反射的结果（Clark，2004）。在这个过程中，狗的唾液分泌反射与刺激（铃声）联结了起来。同样，强迫症患者的焦虑感也与不必要的想法联结了起来。狗对铃声的唾液分泌反应并非是本能的，同样，人们对那些不必要观念的焦虑反应也不是天生的。强迫症患者这种对观念进行焦虑反应的行为，是通过不自觉地重复而习得的，而正常人则会对它们进行良性反应。

心理学家斯金纳对条件反射的概念进行了扩展，他的研究发现：我们的行为可以通过奖励或者惩罚而进行矫正，这个过程叫做操作性条件反射（Staddon，Cerutti，2003）。强迫症患者之所以出现强迫行为，是为了缓解痛苦。但是，为了缓解痛苦而出现的强迫行为，实际上加重了人们的强迫倾向。原因很简单：我们自然而然地希望重复那些能够减少不适的行为。这种通过某些行为移除负面体验（如焦虑）的现象，叫做负强化。

所以，当强迫行为暂时地移除焦虑、不适等负面体验时，实际上却将你拖入了一个负强化的循环中。强迫思维引发了痛苦，这促使你用强迫行为去缓解这种压力，这种暂时性的减压实际上“强化”了你的强迫行为，因此当焦虑再次出现时，你会有更多的强迫行为。这种循环叫做强迫思维—强迫行为循环。

强迫思维—强迫行为循环

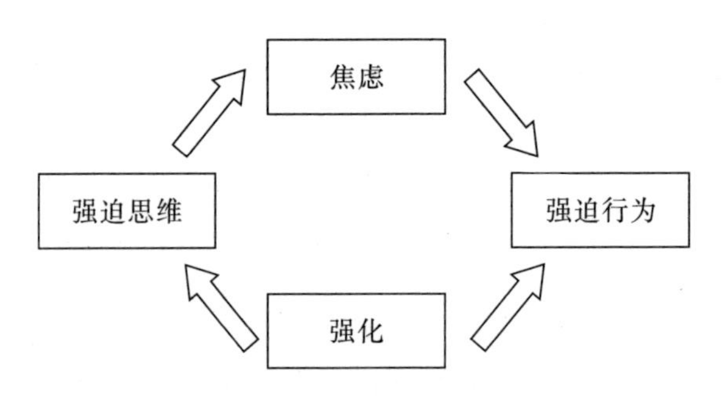

要改变对负面想法的行为反应，我们会感到很不舒服。但是，我们的心智最终会适应这种新的联结过程——适应。通过停止强迫行为和逃避行为，我们就断开了负强化的循环，就可以通过练习增强对不必要想法的容忍力。最后的结果就是：那些过去可以触发你的想法，现在再也无法触发你了。

在行为治疗领域，关于大脑、心智和自我三者间的关系，有一个广泛接受的观点：你无法控制自己的想法、情绪以及身体感受，但你可以选择自己的行为。如果你有强迫症，你会发现自己有一些荒唐、恐怖、威胁性的内在想法。其实，这些信息的出现与否不是你所能控制的。你只需控制自己的行为，你就是在引导心智怎么去诠释这些体验。

你无法决定内在发生的一切

你不是你的大脑。大脑是一个身体器官，它的工作之一就是产生想法。也许你可以挖掘自己的想法，这会让你在不同程度上变得更加聪明，但是你自己是无法产生想法的。你只能从大脑的产物中收集想法，却无权过问产生什么类别的想法，也无法决定让心智雷达去捕捉哪种类型的想法。如果你试图通过批判、施压的方式来控制自己的想法，那这就是强迫行为。你只能决定自己对想法采取什么行动，而不能决定拥有什么样的思想。

情绪也是如此。有时你觉得开心，但并不是因为生活中发生了什么，就只是觉得开心而已。有时你又因为一些根本就不重要的事情而觉得恐惧。

我们可以控制和管理自己的情绪吗？当然。我们可以保留自己的情绪而控制自己的行为吗？当然可以。如果我们需要做的一切仅仅是控制情绪，那我们就很容易快乐了。

身体感受、冲动——这些来自于身体的信息——也是随心所欲地来来去去。它们对于你人生的意义，完全取决于你如何对它们进行反应。如果你使用歪曲思维或者强迫行为对它们进行反应，那你的生活就凸显了它们的存在。

我们可以完全控制的，其实就是我们的行为。任何时候这一点都是百分之百地正确。受强迫症折磨的人最初很难接受这一点。大部分时候，你发现自己都在精心地完成那些自认为不得不做的事情。但是，强迫行为的确是你自己的行为选择，非常困难和痛苦的选择。

改变行为，思维和情绪就会随之改变

假如你产生了一种“蜘蛛是致命的”想法，随之而来的就会是一种“危险”的感觉，那么“不顾一切地躲避蜘蛛”这样的行为就是非常合理的。如果你身边不可能有蜘蛛出现，而且也没有什么提示你蜘蛛的存在，那么由于你的思想、情绪带来的回避行为就没什么大碍。但是，如果你出于某些原因，必须去除这些与蜘蛛有关的想法和感觉，那你就必须从改变行为开始，否则你就不可能有任何改变。比如，你爱上了一个喜欢宠物蜘蛛的人。你希望与你的爱人甜蜜相守，那就意味着你也必须与蜘蛛相处——同时也意味着你会一直想着自己可能会死掉的问题。所以，你可能会去治疗师那里求助，要他帮忙消除你的想法和感觉。但是，这不会奏效。

一位优秀的认知行为治疗师会告诉你：应该先让行为发生改变，然后想法和感觉就自然会发生相应的改变。这意味着，你必须在“蜘蛛会致命”的想法，以及“太危险”的感觉发生改变之前，就做出一些对蜘蛛的容忍行为。可以从一些很简单的事情开始，例如看一些蜘蛛的图片。第一次看图片的时候，想法和情绪可能会告诉你：这个太可怕了！但是经过多次练习后，想法和情绪就会开始改变：蜘蛛的图片其实不那么可怕。

刚开始的时候，要试着把行为放在现实的这一端，而把想法和感觉放在那一端，这种感觉是很糟糕的。通常情况下，行为疗法最大的挑战在于，想法会第一个随着行为出现。你表现得好像蜘蛛没那么可怕，也不用去躲避它们。同时你会想：好的，我确实不喜欢蜘蛛，不过也许今天我还不至于死掉。但是你的感觉，却倔强地拒绝被俘虏。你的感觉仍然在告诉你有多么危险，它们祈求你快点逃离。你可以使用正念法让自己的行为坚持下去而不受感觉的影响。你必须坚持这样做，最后你的感觉会改变的。有时候，你也许会出现一些身体感觉，例如心跳加快、颤抖等。不过，你会发现自己行为上的接受性越来越好，并且这种行为会让你的想法和情绪更趋于合理。这就是“渐进式暴露与反应阻止法”，它是强迫症的重要治疗方法之一。

暴露与反应阻止法

暴露与反应阻止法（ERP）是指“系统、重复地持续暴露在会引发强迫恐惧的情境中，而不伴随有强迫行为”（Abramowitz，2006）。简言之，你刻意地将自己暴露在恐惧中，可以是字面的、物理的（例如接触那些会让你不安的物体），也可以是假设性的（例如想象一个恐惧情境），然后练习如何抵制强迫行为。

暴露与反应阻止法可以向你的心智揭示，如何更好地处理那些让你产生恐惧的虚假信息。如果你不想再这样沉溺于强迫症，那你就必须停止对想法和情绪进行响应，好像它们有多么重要似的。你必须将自己暴露在那些让你心生恐惧的事物面前（可能是实际的事物，也可能只是一些想法和情绪），你还必须要防止自己对它们产生自动反应，所谓自动反应就是那些想要去抵消、抑制大脑产物的强迫行为。

现场暴露法

正念法就是暴露。将自己内在所体验的想法暴露出来，把想法当作想法本身，接受它们的存在，同时不实施任何强迫行为。把自己内在所发生的活动暴露出来，装得就像一点也不怕一样，同时不纠缠于心智赋予这些想法的意义。将可怕的情绪暴露出来，但不允许这些想法指挥自己的行动。无论是与哪种特定的想法进行持续斗争——污染强迫症、伤害强迫症、关系强迫症、性倾向强迫症等——都在消耗你的生命。你必须改变强迫症对你生命的影响。

暴露意味着你必须对某些事情开放，就像照相机镜头暴露在光下。反应阻止是指你必须在暴露某些事物的同时，停止一些相关事件的发生。简而言之，暴露与反应阻止法的目的，就是让你有能力与恐惧对峙一段时间，而不是被它弄得团团转。

心智对你的行为进行了仔细的测算，然后学会了这样的模式：强迫思维之后必须要跟随强迫行为。如果你可以说服心智：我可以面对这些恐惧而不实施强迫行为，那么你的心智就不得不承认，强迫行为只是一种选择而已。如果是这样，那就说明强迫思维并不像我们以前想象的那么重要；那也说明这些强迫思维根本不值得我们去进行反应，更不要说产生强迫行为了。

你可能在媒体关于暴露与反应阻止法的报道中看到过一些内容，讲人们是如何突然地被迫做一些恶心的、危险的、荒唐的事情。这并不是真正的暴露与反应阻止法。虽然暴露法的确需要你去突破一些局限，但是这不意味着治疗师会一下子把你推到游泳池的深水区，然后用激烈的言辞逼迫你游泳。我们只是在有目的地锻炼大脑肌肉而已。在锻炼身体肌肉时，我们不会一下子就举起 90 多公斤重的杠铃，这只会让你转身离去，再也不愿继续锻炼。同样，我们也不会用暴露与反应阻止法做那些无用功。你也许能够举起 90 多公斤重的杠铃，但不要自欺欺人地认为自己拥有了健硕的二头肌。你需要从一个富有挑战而又可行的分量开始，直到它变得轻松时，再慢慢加重。

强迫行为等级

使用暴露与反应阻止法的第一步就是要知道你需抵制些什么。你需要将那些暴露而不响应的事件做成一个清单。至于清单的具体内容应当包含哪些，你可以参考本书第二部分中的强迫症类型。完成清单时暂时不需要考虑内容的具体顺序，我们下一步再考虑顺序问题。阅读完下面的内容后，在空白处完成你的清单：

1. 列出自己的任何一种强迫行为。强迫行为包括那些为了缓解强迫思维引发的痛苦，你在身体上或精神上出现的仪式行为。它还包括那些强迫症引发的过度性常规动作，以及任何为缓解强迫恐惧而做出的行为（例如，用你的强迫思维要求别人，为自己的强迫思维忏悔，浏览与强迫症相关的网站等）。
2. 列出任何由于强迫症而出现的回避行为。你可能会在接近某些事物的时候有意识地回避（例如刀具、猫、汽车等）。也可能由于触发你的东西不常出现，所以你很少出现回避行为。然而，仅仅是在脑海里想象一下看到这些东西的情景，可能就会引发你的回避行为（例如，与你的性取向不同的色情描写、恐怖片等）。

____

____

____

____

____

____

____

____

____

____

____

____

____

____

现在阅读清单上的项目，想想看，要面对这些可能触发自己的事物却不发生强迫行为，是什么感觉？这样做的难度有多大？你的不适感程度如何？你可以给它们打分，这会很有帮助的。不用太精确。你可能会在暴露与反应阻止的过程中对难度等级进行调整。现在将清单中的内容由易到难地进行排列，写在下面的空白处。

____

____

____

以上就是你要克服的。你需要将它们从你的生活中剔除，从而战胜强迫症。你可以一个一个地突破。要使用心智的力量来告诉强迫症大脑：我不是你那些想法的奴隶！

你要记住：不管需要暴露的是什么，无论它们是真实的还是想象的，它们都只是事物而已。你没必要像自己认为的那样去害怕它们。实际上，你可能只是害怕面对它们时所产生的糟糕的感觉而已。要想让暴露法有效，就必须激发出那些你试图回避的感觉。你必须参与进来，才能激发这些感觉。如果在被激发的时候并不感到痛苦，那么你也就没必要逃避它了。

暴露法的目标并不是让你喜欢上这些东西。不过有的时候，你也可能会迷上你之前害怕的事物（例如恐怖片或者枪等）。暴露法的目标就是达到正念。将你从自动反应的奴役下解救出来。它要创造出一个空间，让你的心智将那些触发你的事物看作是普通的事物。通过不断重复，这些事物最终都恢复了自然本性。现在看来，公共休息室的门把手好像是某种放射性物质，是生产溃烂大肠杆菌的工厂。通过暴露法的重复练习，它又变成了一个普通的门把手。至于门把手上有什么东西，我们并不确定，但是你对它们的容忍度提高了。因此，你通过暴露法获得的，就是正念的能力，将事物看作是它们的本来面目、而非可怕事物的能力。

现在你已经列出了一些基本的等级，你可能要把一个强迫行为转化成一个或一系列暴露任务。从清单中最容易的那个开始。你可能在如厕后需要强迫洗手 5 次。为了克服强迫洗手的行为，你可能有很多暴露任务要做。一开始，你可以把强迫洗手的次数从 5 变成 4，你也可以减少洗手液的使用量，或者延长几次洗手间的间隔和频率等。

如果你总是被想象中的暴力画面触发，那么就想象一些你自己可以控制的画面。比如说看地方新闻或者恐怖预告片。在你的暴露项目清单旁边做一些标记。不要担心这些标记有没有意义。你可能连一个项目都无法进行，也可能全部完成。你可能在做了一项后发现比想象的困难，然后又退回到更容易的项目。你完全可以控制自己的行为，也可以控制自己的反应。

现在，你只是打开窗子让光亮透进来，看看做些什么才能缓解你的强迫症。如果现在这个任务对你来说还是太可怕，那就跳过本章，阅读第二部分的内容，然后再返回来。在下面的空白处写下那些可以引发你强迫行为的内容。

想象暴露法

你可能会想，如果我害怕自己会对社会、对自己做一些无法接受的事情，那该怎么办？我无法使用暴露法，因为我不能去伤害别人，也不能做违背自己本性的事情！

暴露法也可以在想象中进行，不过需要一些创造力。其实，正念法在强迫症治疗中的重要作用就体现在这里。要在头脑中完成暴露法，必须要绘制一个可以带领我们战胜恐惧的地图，这个过程就称为想象暴露法。想象暴露法的另一个名称是脚本法。之所以这么叫，是因为你在完成一个关于强迫症的故事或脚本，故事中你假想恐惧事件像真的一样。在想象暴露法中，你可以在脑海中想象那些触发自己不适的内容。你要练习邀请世界上最糟糕事情的到来，但却不被它控制。在每个脚本里，你都要不断地提高自己对不适的耐受等级，并确保留在当下。

正念法的核心就是承认这些想法只是脑海中闪过的念头，大可不必强迫性地抗拒或回避它们的出现。想象暴露法就是用类似扩音器的方法，放大强迫思维并击毁它们。如果说这些念头像经过脑海的火车，那想象脚本就是铺一条路让它通过；而强迫行为就是试图让火车停下来的无用策略，而且会带来更多的痛苦。

想象脚本通常以接受下面的事情作为切入点：你过去做错了什么，而现在有哪些东西是不可接受的，或者将要出现什么不可容忍的行为。

下面是一些例子：

这些强迫思维会一直存在下去。

我就是这样的人。

我会有一些不可接受的行为。

我做了一件可怕的事情。

看看此刻心智能否抽取出一些害怕或恐惧的事物，然后承认它们。不管你的内在如何企图说服自己这不是真的，别理它们，继续写下来。这些内容可能会引起你极端的不适感，对此你不必感到惊讶。如果你觉得自己还没准备好把这些词写在纸上，也不要气馁。要让自己立刻觉察到这些，这本身就是一种暴露，要允许自己去感受它在你内部所诱发出的一切。

____

____

____

____

____

如果你准备要迎接挑战，那就把自己脑海中可以提取出的最糟糕的事情写下来。你会发现自己的强迫症倾向又忍不住要去分析、加工这些内容。通常在强迫症出现苗头的时候，你会跳起来并用强迫行为去制止它。现在，你要让这些强迫症火苗不断地燃烧、燃烧（这就是暴露），你要坚持不去制止或者逃避它（这就是反应阻止）。现在我们让头脑去下一个可怕的精神景点旅游吧。接下来要做什么呢？你的恐惧是现实吗？

现在我已经接受这个了，我必须……

____

____

____

____

____

现在，你可能非常不舒服。在本章，我们不打算在暴露法上花费太多精力，因为第二部分会专门就你的强迫症进行引导。目前，你只需要对自己将要具备的技能有个蓝图或计划。所以，不用太害怕。如果需要休息，那就走开一会再回来。如果你准备好继续挑战，那就再想想另一个不可接受的行为。接下来会发生什么？

____

____

____

你为何认为自己必须对这些恐惧做些什么？

____

____

其他类似的观点是如何影响你的？现在你的恐惧出现了，它们是如何反应的？

____

____

你对它们的反应如何反馈？

____

____

这些想法对你有什么影响？

____

____

你将如何惩罚自己的所作所为？用语言、精神，还是情绪？

____

____

什么时候你将不再屈从于它？

____

____

接下来会发生什么？

____

____

在尝试想象暴露法时，你必须做好被强迫症吞噬的准备。基本上，你就是要学习如何面对打击。不过，这不是普通的拳击，而是与强迫症的搏斗。

铃声一响，你就要让强迫症一拳接一拳地揍你。但是，强迫症很快就筋疲力尽了，尽管你会感到疼痛，但你永远不会被击倒。Pema Chödrön（1991）引用了一个老师的比喻，在和强迫症斗争时，就像被海浪一次次地击倒却又一次次地站了起来，不要去理会下一个海浪的到来。“海浪不断地袭来，每次被击倒，你都要站起来继续往前走。这样继续一阵子，你会发现海浪变小了。”最后筋疲力尽的是强迫症。你可能全身酸痛，甚至血迹斑斑，但你仍然屹立不倒，站到最后。这是因为正念背后的现实：想法不会杀死你。

和其他暴露法一样，你必须重复暴露来学习与它共处。在想象暴露法中有两种重复方法。第一种是每天都来改写故事。每天投入 20 ~ 30 分钟的时间进入头脑的可怕空间，但是却不能实施强迫行为。脚本的内容可以每天变化，因为总会有新东西来引发你的恐惧情绪。但是，脚本的描述方法是相同的。记住，暴露法的目的就是让那些想逃避否认的情绪自然地流走。你就是要学习避免对这些事物过度反应。

另一种方法就是写下一个强大的脚本，你需要重复阅读很多遍，才能适应这种不适。或者将这个脚本以音频的方式录制下来，每天重复听很多遍。这种方法的唯一冒险之处在于，你可能会在重读或重听时“开小差”。这不利于我们达到目的。要是这种方法奏效，你必须产生强迫思维，却同时保持正念。也就是说，你必须将不适感激发出来完成暴露。如果你思想开了小差，那么就不会有很好的效果。

接受性脚本

当你准备好进入暴露法所带来的心理状态时，你可能已经对强迫症体验相当深入了。如果你想更轻松地进入脚本，或者是需要一些抵制强迫行为的额外动力，那你可以使用接受性脚本。这个脚本更像是日常的自我肯定，但是不包括那些强迫性的寻求安全的想法，例如一切都会好起来。简而言之，这种接受性脚本包含了那些为了打败强迫症而必须接受什么的陈述。但是不同于一些暴露脚本的开头：“我没有强迫症，我只是有一些可怕的问题！”而接受性脚本更多是用正念法开头的：

我有强迫症。因为我有强迫症，我必须接受自己的强迫思维和强迫行为。

我的主要强迫思维是（简短地列出你主要的强迫思维）：

____

我对这些强迫思维的反应是强迫行为，我主要的强迫行为是（列出几个主要的强迫行为）：

____

我必须接受一个事实，我可能永远无法战胜那些强迫思维。但是，如果我继续重复我的强迫行为，那我就会成为强迫症的奴隶。

现在，想象一些你的强迫症阻止你去做的事情，比如使用公共门把手等。

我应该可以做的事情是：

____

____

____

____

开始做这些事情的时候，我不得不接受自己的想法和情绪。我不会再让强迫症控制我的生活。这可能是一条漫长崎岖的道路，但是我是一个有价值的个体，我有幸福的权利。

考虑到你要面对的恐惧具有不确定性，接受性脚本中也包含了行为暴露的元素，它的主要目的是为了将你引向正念和无强迫行为。如果这个方法奏效，有些事情确实可以引领你走向正确方向的话，那你可以每天阅读 1 ～ 2 次。

普遍暴露

普遍暴露并不是一种个人练习，而是一种持续的提醒。普遍暴露法的目的是让你习惯于在某个触发情境出现时保持平静和正常的心态。它创设了一个无法逃避的环境，让你感到没有必要去实施强迫行为。

使用普遍暴露法有个很好的建议，就是在电脑桌面上放置一个可以提醒你的图片。你也可以用名言警句、数字等，把它们写在便笺上放在家里。有客人来访时，你可以拿开它们，然后等客人离开时再贴上。

你也可以穿一些提示你的衣服。你还可以在上班路上路过特定的区域，来提醒自己的强迫症。让你的强迫症无处可逃。这样，你就可以打破自己对强迫思维的抵制，朝着正念接受的方向发展。

当然，一开始你会对这些提醒感到不安，但是随着时间的推移你就可以接受了。你可能会被触发、有强迫行为的冲动，但是最后又会放弃，因为你很快就会再次被触发。一旦你习惯了不予反应，普遍暴露法就没那么可怕了。

满灌法

暴露和反应阻止法的另一个方法叫做满灌法，是把你的想法、情绪、躯体感受等放大到极致。满灌思维是指提取思维的内容并有意放大它。例如说，被强迫思维触发后，可以同意它的陈述，并增加一些具有攻击性的语言，或者试着增加焦虑的等级。

在满灌法的练习中要注意，只能在暴露环节放大恐惧，但是不能放大自己的反应（满灌法的实践将在第四章中被详细阐述）。你可以将满灌法分为两个等级。一个等级是讽刺性满灌法。它指对强迫症的内在反应是：好的，无论你说什么都对。你可以在内心对它们耸耸肩或眨眨眼睛：是的，刺客们会破门而入、杀了我全家，因为我离开时忘了锁门！刺客！

与上述方法类似，有个叫做“新闻头条”的方法显得非常幽默，它会有效缓解强迫症的不适感。在这个方法中，你可以把自己的可怕思想改编成新闻头条。例如，下面就是一个害怕被辐射的强迫思维的新闻头条版本：

“某男士在被X光照射后，背部长出了第三只胳膊：已采取了各种方法，避免其家人太过尴尬。”

副标题确实搞定了一切。现在来试试这种方法。在你的强迫思维中选择一个，然后将它变成“新闻头条”：

____

____

____

____

____

你还可以使用强度更大的满灌法，用一个简短的、内部独白作为想象脚本。这些想法可以是：刚刚我开车开得那么快，要是撞了人怎么办？这种满灌法练习中，你的反馈应该是：这是个无家可归的人，我撞了他，大街上血流满地，明天醒来时我就要被警察带走了，因为我竟然肇事逃逸。如果你认为自己当下可以承受，那你就把自己的强迫思维写成简短的满灌脚本。记住，不能去分析或者抵消心中的情绪，这样才能提高你对不适的耐受性。

____

____

____

____

____

在前面章节中，我们讲述了如何使用正念法、认知疗法以及行为疗法，来解决强迫思维——强迫行为之间的刺激——反应连结。下面，我们来了解强迫行为的不同类型，以及如何识别和抵制它们。

第四章

正念与强迫行为

对强迫行为的抵制其实就是对正念的实践。它是指你这样对心智进行反应：我接收到你的信息了，不过，这只是信息而不是行为指令。然而，从本质上说，强迫行为是很难抵制的。因为这些强迫行为可以迅速、短暂地缓解强迫症患者的痛楚。但事实上，每当你寄希望于强迫行为这种极为短暂的回馈时，你就会对它更加上瘾！这就像玩老虎机一样，你拼命地拉啊拉，隔段时间会叮叮当当掉一些硬币出来。但是，很快，这些硬币又被投进了老虎机!

常见的强迫行为

学着控制强迫症其实就是学着识别和抵制强迫行为。识别强迫行为是指看着自己那些与强迫症相关的行为。看着自己的行为其实就是正念的实践。

一些强迫行为可能是明显的身体行为，另一些则可能是隐蔽的精神仪式。当然也要考虑中间的灰色地带。例如，如果你口头上要求别人向你保证，那么反复求证就是身体仪式。但如果你只是在头脑里不断地自我安慰和求证，那它就只是精神仪式了。我们倾向于认为强迫洗手是身体行为，但你在走向洗手池的同时，内心可能也会有很多心理审查及其他精神仪式。强迫行为有很多形式，下面我们尝试向大家揭示一些常见的强迫行为反应。

回避行为

从某种程度上讲，所有的强迫行为都是一种回避，试图让自己远离不适的想法和情绪。这里，我们要将回避行为定义得更加具体。我们先从字面上看看人们是如何远离强迫思维的。

当我们逃避的时候，其实是希望给心智传递一个信息：我们很安全。但是，大脑的操作过程却与此相反。大脑的计算过程是基于这样的评估：你的心智和身体选择怎样的方式去回应大脑的想法和情绪。所以当你逃避什么的时候，并非是向大脑传递安全信息，而是在传送逃离危险的信息。如果你选择回避咖啡杯，那么你就是在告诉大脑：咖啡杯对你来说很危险。

在身体回避行为的案例中，为了逃避你所感知到的玷污感，你可能拒绝使用家庭清洁用具、公共卫生间，避免与别人握手或使用公共门把手。所有的这些都没有让你更加地安全。这只是让你逃避的事物显得更加危险而已。

真实世界中的回避行为包含的范围很广，从避免与他人眼神接触，到完全避免外出。正是我们对想法和情绪的回避，让强迫症这台机器转得更快。我们对特定想法和情绪的回避，将自己与正念阻隔开来，而这正是对抗强迫症的有效方法。你可能会因为觉得脏，或者是其他强迫思维，回避一些物品、人或者地方。也可能为了逃避一些可怕的想法，你会避免从事一些活动，例如开车、烹饪、锻炼、社交等。

花几分钟时间，把自己的回避行为写下来。你也许会翻到前面，参考之前写下的强迫行为等级的内容。

____

____

____

强迫洗涤

在人类历史较近的一段时期，我们开始把香皂涂抹在身体上，然后用水清洗掉。这帮我们解决了不少问题，但是对于强迫清洗的患者而言，这可是件痛苦的事情。这种清洗仪式背后的想法是：必须把脏东西（不可忍受的）清洗掉（必要的）。

强迫洗涤往往与污染强迫思维相联，即对细菌传染或者疾病感染的恐惧。也可能只是对不舒适或者不洁净有所恐惧，并没有特别的污染思维。强迫洗涤也可能完全是一种间接仪式，例如当心智中有性或暴力想法入侵时，为了在一定程度上清除它们的存在，患者会以强迫洗涤的方式来反应。强迫洗涤也可能与强迫对称或数字有关，或者可能会用重复清洗来保证清洗仪式以“右”手结束。

强迫洗手

强迫洗手是指洗手的频率、时长，或者两方面同时发生异常。你每次洗手可能既快又简单，但每天可能会找出各种理由洗上很多次。也可能你会非常仔细地按照某些特定的步骤，一直洗到自己“满意”为止。这种洗手可能会持续几个小时，从而导致严重的皮肤伤害或感染，同时还可能会产生人际冲突、自尊打击以及时间上的浪费等问题。

练习：作为正念法的练习，你需要在下次洗手的时候，关注自己的每一个具体步骤，然后把它们写在下面的空格处，或者单独写在另外的纸上。即便你没有强迫洗手行为，你也可以以此为练习，了解一下日常仪式行为。

____

____

____

如果你的强迫洗手行为已经有一阵子了，那你可能对自己正常、非强迫性地洗手没什么信心了，因为你都忘记正常洗手是什么样子了。即便是这样，你也不用愧疚，这很正常。你可能会害怕在尝试“正常”洗手的过程中，表现得不像应该的那么好。那么要提醒你注意，强迫心智是如何使用认知歪曲的方法把你继续拖在强迫行为里的。

根据我们治疗强迫症的经验，典型的非强迫性洗手应该是在以下范围内：

- 洗手一般只发生在如下情形内：
  - 有可见的物质（如污垢、油漆或者血渍）
  - 便后
  - 饭前
- 洗手是从涂抹香皂或洗手液开始的，没有其他清洗仪式或者预洗仪式。
- 使用温度适宜的水，不会烫伤或刺激皮肤。
- 香皂或洗手液适量。
- 第一次洗完后不再重复。
- 皂液冲洗干净后洗手就结束。
- 洗手时不计数。
- 皮肤没有刮伤。
- 洗手不超过手腕。
- 清洗时不会特别注意某个手指或指甲，除非有特别的东西粘在手指或指甲上（比如大拇指上留下了墨水印记）。
- 洗手前和洗手后，手会触碰水龙头手柄。
- 洗手的持续时间不会影响或降低生活质量。

你可能觉得要遵守上述规则太难了。当然，你不能期望一夜之间就从强迫洗手状态一跃变成正常状态。你可以循序渐进地按这个流程操作，在本书第二部分中你可以找到很多具体的策略。现在，想想你为何要按照自己的特殊方式洗手？把原因写下来：

____

____

____

____

强迫洗澡

洗澡也可以成为强迫症患者的巨大压力来源。一些强迫症患者在洗澡时会花费大量的时间洗手，从而避免双手与身体其他部位的交叉感染。也有一些患者会冲洗洗澡巾、洗发水瓶子或香皂盒。计数和对称等强迫仪式行为在洗澡中也很常见。也有些人会清洗身体的某个部位，直到自己感觉满意为止，然后再把这个行为重复很多遍。洗澡仪式如此让人望而却步，所以很多强迫症患者特别想逃避。

练习： 作为正念练习，下一次洗澡时，要密切关注自己的每个动作，然后把这些步骤写在下面的空格处，或者在另外的纸上写下来。本书第二部分会涉及如何克服强迫洗澡，到时你会用到这张清单的。

____

____

____

清洁周围的环境

关于强迫症有一个常见误解，那就是人们普遍认为强迫症患者都很干净整洁。虽然有一些强迫症患者发现，强迫症会迫使他们保持所有东西都一尘不染，但强迫症迫使患者无法去清洁的情况却很正常。因为要达到他们的强迫行为标准实在是太难了。你的房间里可能有一些垃圾无法清除，因为你觉得太脏而不愿去碰它（或者是清理完成后你自我清洗的负担太重）。或者是出于情绪上的原由，有些物品是不能触碰的。如果那些需要清洁的物品是你无法触碰的，那么你就很难去清洁它——尤其是当你连清洁产品都不能触碰的时候！

但是，对于那些倾向于保持事物有序、清洁的强迫症患者，这个过程非常痛苦，他们会不断地处于检查状态，检查什么东西“关掉”没有，或者有什么需要修理的。这可能与清洁工作无关，只是为了获取“正确感”而已。所以，清理只是他们逃避某些讨厌想法和感觉的另一种形式而已。

强迫清洁也可能是逃避不适想法和情绪的另一种形式。例如，有宗教、暴力或性方面强迫思维的患者，他们会从事一系列有条不紊的清洁仪式，从而将自己从强迫思维中解脱出来。这也可能是自我惩罚的一种形式。

你大可不必为了克服强迫症而变成一个脏兮兮或乱糟糟的人。但是，你必须愿意做一些让自己感到脏或者乱的事情，并能够坐下来与心中的体验共处。如果你有强迫清洁倾向，那请描述一下你清理的是什么？你为什么这样做？要清洗成什么样才会让你觉得舒服一些？

____

____

____

____

强迫检查

强迫检查的目的是为了寻求安全感，但安全感基本上是一种错觉。当我们关上门或炉子时，我们就会体验到任务完成的感觉，然后走开。我们会感到门关上了，感到炉子关上了。这就是一个正常人的感觉。因此正常人的大脑传送给心智的感觉信息就是“这件事已完毕，可以开始下一件事了”。而患有强迫检查的患者，他们之所以纠缠于一系列的检查仪式，是因为他们并没有接收到这个信息。强迫症患者在等待这个信息，他们不断地扫描心智并搜寻该信息，但一无所获。所以，他们认为这个任务还没有完成。于是，他们一遍又一遍、一遍又一遍地检查，强迫大脑产生“任务已完成”的感觉——这种感觉的长度至少可以让他离开屋子，或者远到不用再返回。

有研究者认为，强迫检查患者大脑中央的非言语记忆区域发生了故障，因此他们搞不清楚某件事情是否已经完成，除非把这个信息用语言表述出来（Cha 等，2008）。但其他研究者提出怀疑，认为强迫检查患者的问题在于他们对自己的记忆并不信任，而不是记忆本身发生了问题（Moritz 等，2006）。

大脑是个学习机器，它会观察你的检查行为，然后发现：只要没有产生完成感，你就会一直重复该行为，从而强迫大脑产生完成感。因此，大脑就不会在任务完成后产生完成感。大脑会告诉心智：好吧，咱们就努力到这儿吧，继续。这是一种功能萎缩的表现。这意味着，你不得不重复更多的检查仪式，才能达到同样的反馈效果。

强迫检查患者所检查的事物通常都与某种灾难相联，尽管这种灾难发生的概率比遭到雷劈的可能性都要低——例如强迫地检查咖啡机有没有关，因为整个大楼都可能会因为这个咖啡机而毁于一旦。咖啡机上的热盘子不会爆炸起火的事实，似乎在强迫症患者的心智中被屏蔽了。因此，他们就进入了一个永无止境的恶性循环，沦为了强迫检查的奴隶。你检查得越多，那你对自己判断任务完成的能力就越不自信，然后你就不得不检查得更多。

强迫检查可以是针对身体上接触到的某个事物、视觉上看到的某个事物，也可以是心理体验。强迫检查中的正念是指：承认自己有强迫检查的冲动、有某个事物未被检查的想法，以及事情没有很好地完成的感觉。承认所有这些，接纳它们，对强迫检查不予理睬，然后继续前行——这对于克服强迫检查非常重要。

你强迫检查的事物是什么？

____

____

____

在检查之前你有怎样的感觉？

____

____

____

强迫性心理检查

心理检查不仅仅是返回去看看炉子有没有关。患者会想方设法地缓解由于某个东西没有检查可能会引起爆炸等不必要的想法所带来的不适，而返回检查的身体行动实际上已经是最后一步了。这意味着一大堆的心理检查已经事先发生过了。只要你问过自己：事情完成了吗？那就是一种心理仪式。检查心智并不能给你提供任何有关事情是否完成的帮助，心智没有新的信息反馈。

心理检查通常也伴随着情绪和身体感受。例如，如果你有污染强迫症，那你会在心理上检查一下，自己是否已经感到足够干净了。如果你有暴力、性或者道德方面的强迫思维，那你可能会在心理上反复检查：自己是否对事件作出了适当的反应。就像身体检查一样，这是一个简单的但重复的对场景的回顾。就像正常人也会反复检查自己是否准时一样，你可能会强制性地在心理上检查某个想法，确保它是你心智的产物。

下面是强迫心理检查的常见情形：

- 对某个事件的情绪反应是否恰当
- 上锁的门、关闭的电灯等心理影像
- 下身是否有性冲动存在
- 某个信念是否还有效

你有哪些类型的心理检查？

____

____

强迫性心理回顾

我说了些什么？他们是什么意思？那件事情发生的时候我在干什么？我的感受如何？强迫性心理回顾患者会有很多这样的问题。要回答这些问题，你必须使用正念法，因为它们需要回顾并仔细研究过去的事情。无论心理回顾是否如强迫症患者所说，它都涉及对某些事情的研究和分析。

这种强迫症也叫做反刍。有些动物，例如牛，在消化食物的时候会先咀嚼、吞咽，对食物进行部分消化，然后再把它们吐出来，再次咀嚼然后完全消化。这个过程叫做“反刍”。这很形象、准确地描述了强迫性心理回顾患者的感受，他们反复咀嚼一个念头或者感受，试图进一步消化它们。

心理回顾的目的是检查过去的事情，然后让它过去。心理回顾有时候被称为“倒带重放”，它和心理上反复检查某个场景非常类似。患者相信对事件（人际交往、谈话、字句等）的反复回顾可以解决和缓解那些不必要念头和想法所带来的不适，这也是一种强迫行为。不幸的是，和其他强迫行为一样，心理回顾同样不奏效。你不会茅塞顿开的。每次你觉得自己快要接近胜利的时候，你其实是给下一次的“问题解决”提出了更高的标准。

心理回顾存在一个复杂因素：对记忆的回顾根本上就是歪曲了记忆。当你经历一个体验时，你会在当下体验它，同时还伴有想法、情绪和身体感受的出现。当你回顾一个经验时，你是在这个当下回顾过去。也就是说，这只是过去故事的一个版本而已，并不是真实的过去。强迫症利用这个控制了你，它让你一遍遍地回顾过去，在绝望中尝试接近如神话般的曙光。实际上，通过心理回顾是不可能获得确定性的。或者说，确定性是不存在的。在头脑中不断地挖掘只会让你离真实越来越远。下面是心理回顾中常见的体验：

- 谈话
- 行驶路线
- 思绪
- 阅读材料
- 特定事件

写出一些自己注意到的心理回顾体验：

____

____

情景弯曲

情景弯曲（也叫做推理或假设）的精神仪式中，首先是将真实发生的事件进行回放，在心理上回顾、检查后，再增加一些可能发生但实际并未发生的假设性因素。有这种强迫行为的人会继续分析，如果那些可怕的情境真的发生，那自己将会如何行动。这种仪式的目的是确定如何正确地应对可怕的假设性场景，从而在道德上对自己予以确定。

强迫症患者认为这个过程就是放电影而已，但你可能会感到，这是一次真诚的心理建构尝试，其结果通常是一些关于做什么或不做什么的模糊感觉。你的强迫症会据此作为你道德瑕疵的证据，然后再警告你这件事有多么严重。

你的头脑中是否会上演情景弯曲？你是否会去猜测自己在某件事上反应如何？将此过程记录下来。

____

____

____

____

____

____

心理排练

心理回顾通常是对过去经历的回放，而心理排练，或称为反向反刍，指的是对未来想象愿景的重播，目的是检查灾难发生的概率。情景弯曲是从回顾当时发生的事件入手，而心理排练则完全发生在未来：即将到来的表演、邂逅、面试，以及其他可能犯错的事情。

心理排练的概念经常与普通的准备工作相混淆，可能这样描述它会更好一些：强迫性地重复思考可能发生的场景，从而缓解对可能发生事件的不适感。心理排练的形式可能是在约会或与老板会面前，不断在头脑中重复可能的对话。这种情形在正常人身上也会发生一两次，可以用来增加自信。和正常人不同，强迫症患者只是在寻找一种自己想要的、确定的未来，而不是接受未来可能发生的各种事情，然后在当下解决它。

你何时会在心中排练自己担心的未来事件？

____

____

____

寻求安慰

寻求安慰的强迫症患者通常不认为这是一种强迫行为（Williams 等，2011）。毕竟，如果你对什么东西有疑惑，尤其是自认为非常重要的事情，那么再次征求意见是非常合理的。但是，就像反复检查一样，寻求安慰并不能阻止头脑中的恶性循环。这只是建立了一个新的循环而已。你产生了一个强迫思维并发现有个方法似乎可以解决它，于是每当强迫思维出现时，你就认为必须用这个方法来解决它！很多强迫行为都是用不同形式来寻求安慰和保证。例如强迫洗手的患者，会努力安慰自己是洁净的，而不是去接受可能被污染的不确定性。当你询问他人自己的想法是否正常时，其实你是希望得到一个安慰：你这样想是正常的。

寻求安慰的最大挑战在于，它是双重的。如果某人向你保证，你碰了这个东西后是不会生病的，然后你会再次询问对方是否确定该答复。如果对方是一个治病方面的专家，你会希望得到一个肯定的答案：她告诉你的是事实，而不仅仅是在安抚你。而且，无论答案是什么，都只会加重你的强迫行为。如果你得到的答案是消极的，那你的焦虑会增加，然后你会更加希望确定一切。如果你得到的答案是肯定的，那你还会再三地询问这个答复的确定性。

寻求安慰可能会以以下形式出现：

- 向别人询问自己的强迫思维
- 对强迫思维进行研究
- 坦白（让别人知道你有强迫思维，从而操纵对方来肯定你的思维）
- 陷入自我安慰（使用心理回顾或者其他仪式来确定自己的恐惧毫无根据）

如果家庭成员或者伴侣间可以达成一个安慰协议，那会很有帮助。很简单，强迫症患者要允许所爱的人拒绝安慰自己，或者将安慰降低到最低限度。当强迫症患者寻求安慰时，家庭成员必须履行协议，可以说，“记住，是你请我帮助你的，我不能回答这个问题，现在我们做点别的事情吧！”这个协议可以用书面形式正式记录下来，与患者共同签字并各持一份。

另一个有效的减少安慰寻求的方法，就是同意把所有的强迫症问题、自白等以书面的形式写下来，签字后交给你的家人或伴侣，当你提出安慰寻求问题后，他们可以把这个“安慰书”拿出来作为回应。这样可以逐步减少你的强迫行为次数。在使用这个方法时，寻求专业指导是非常重要的，因为在你逐渐减少强迫行为的同时，本质上是允许了强迫行为的发生。

在下面的空格处填写你寻求安慰的来源（人、网站等），你在寻求安慰时使用的方法是什么。

____

____

思维中和

有这种强迫行为的患者会在心中默念与强迫思维相反的词语，或者有意地在脑海中出现与强迫思维相对立的概念。他们相信，一个“好”的概念会中和一个“坏”的思维，因而避开坏的结果。例如，你会用“我喜欢这个人”的想法去中和“我可能会伤害这个人”的强迫思维。

思维中和会出现在各种强迫症中，是与正念完全对立的做法。这种做法不仅否认不必要想法的存在、阻碍心智去接纳它接收到的信息，而且还会操纵心智，让它相信自己接收到的是另外的信息！它没有像认知治疗中提倡的那样，理性、客观地指引心智，而是在蒙蔽心智！正念法需要摒弃思维中和的想法，因为思维中和的做法是完全不可行的。一个想法怎么可能被中和呢？本质上讲，它是一个想法，因此它本身就是中性的，除非你把它转化成行动。

如果你自己也使用过思维中和的策略，那么请把它们写下来。

____

____

____

____

____

对思维中和而言，正念法意味着要承认：你的心智接收到了一个想法，但由于想法的内容让自己产生了不适，所以你内心有一种冲动，要用相反的思维去中和它。因此，你需要去观察一开始的触发念头，还要观察接下来的中和冲动。看着这两件事的发生，不要卷入其中任何一个。随着时间的推移，你就会看到它们慢慢远离了。

强迫囤积

在2013年出版的《精神疾病诊断与统计手册（DSM-5）》一书中，强迫性囤积已经被单独分类了。不过，它也可以被认为是强迫症，因为它同时具有强迫思维和强迫行为（Frost & Hristova，2011）。强迫性囤积是指你保存或添置的东西严重超出了你所丢弃的东西，极端情况下会引起严重的健康问题、财务问题，或者引起其他风险（例如引起火灾）。

丢弃某个东西对于强迫囤积患者来说非常困难，无论是一些有感情的小物件（例如旧娃娃），还是一些毫无意义的物品（例如口香糖包装纸）。强迫症大脑认为这些物件是有价值的，或者说丢弃它们可能会发生什么有害结果，于是就去囤积该物件。你可能认为某天会用到这个东西所以才保留它，或者是不能忍受丢弃它所带来的情绪上的不适。

囤积不是收藏。囤积一定是有问题的，它给你的生活带来了混乱和压力。如果你有强迫囤积，那么请问囤积是的哪方面的物品呢？

____

____

记忆囤积

记忆囤积是一种过分参与事件、人物或物体的细节，试图在心理上囤积和保管它的心理强迫行为。有这种倾向的患者相信：事件、人物或者物体有着特殊的意义，日后回忆时精确地保持“原样”是非常重要的。记忆囤积患者对记忆的囤积与物件囤积患者对旧报纸的囤积，在功能上是相同的。记忆囤积患者的痛苦之处在于，他们没有足够的时间去完全理解、记住和欣赏这些内容。不管他们能不能充分地思考和评价这些特殊事件、人物或物体，这种不确定性的存在都会引发他们的不适。他们希望逃避这种不适。

这有点像你在搬走所有物品、最后离开公寓时，回头看“最后一眼”。你会驻足，认为这是你最后一次在那里停留，然后人生即将开始新的篇章。

有记忆囤积的患者，好像被困在了一种状态下：永远不能完全地获取此刻的真实价值。记忆囤积歪曲的讽刺之处在于：为了完美地记住这些事情，实际上你反而错过了它们此刻真正的价值！当我们不允许自己参与当下时，我们实际上就错过了当下的价值。

如果你有记忆囤积症，请写下这个过程。

____

____

____

____

____

____

对称强迫行为

对称强迫症患者，有一种强烈想重复动作的冲动，从而保证事情是平等的。如果一边的鞋带比另一边长，那是不能忍受的。如果一边的鬓角比另一边的短，那么他们会花几个小时去整理，直到两边一样为止。

常见的对称强迫症表现为：因为碰过或敲过了某个物体，因此感觉必须再触碰或轻拍另一个物体，否则会感到很不舒服。正念法就是要你去接纳和容忍那种不适，然后待在当下，直到那种感觉消失。强迫症会说：不，一定要纠正它！现在就去纠正它，否则你会一直不舒服的！因此你必须跟自己这些行为说再见，比如你无意碰了左膝盖后必须碰一下右膝盖，踩了左边的地板砖后必须再踩一下右边的地板砖，或者当目光落在某一边的墙面后一定要再看一下另一边的，等等。

如果你有对称强迫症，那么写下你的表现。

____

____

强迫满灌

在行为治疗中，满灌疗法是一种有效的治疗不必要想法的短期暴露与反应阻止技术（参见前面章节）。它的典型做法是同意或夸大强迫思维，直到患者适应它然后回到正念中。这种方法有时会用于强迫思维患者，将他们放在特定的情境中，灌入不必要想法，来测试他们对某个情境的反应。如果这个过程很痛苦，那就说明那些想法不是真正属于你。例如，如果你害怕伤害某人，那就强迫自己去想象犯下了暴行。这种想法让你厌恶、感到可怕，那么就看着它们是多么地让你感到厌恶和可怕，这样你就会感到放心，确定自己不会那么做。

如果有什么事情触发了你，那么就使用正念法，看着那些被触发的想法、情绪和冲动。其中一些冲动会让事情变得糟糕，因为它们沦为了强迫检查和自我安慰的工具。

哪些情境会让你陷入最糟糕的想象中？

____

____

自我惩罚

无论是强迫症患者还是治疗师，都常常忽视了一个问题，那就是强迫症的苛刻要求所带来的精神虐待。你可能相信自己做了错事或者犯了不可原谅的错误。或者你会纠结于过去某次犯忌所带来的潜在的不确定性。要想在接受可能做错事情的情况下继续生活，那就必须容忍这种不适的感觉，就像是你戴罪逃离一样（无论是否真的发生）。为了达到惩罚目的，你可能会特意让自己产生内疚和负面的想法，以此作为量刑方式。一旦你觉得自己被狠狠地惩罚了，你才会认为自己可以继续前行。

惩罚自己显然是痛苦的，但它可以缓解另一种更大的痛苦：逍遥法外。自我惩罚看起来是一种负责的行为，但实际上是在逃避对不确定性的接受。自我惩罚有很多形式，从陷入负面自我对话一直到强迫自己忍受更多的强迫行为。你的自我惩罚方式是什么呢？

____

____

强迫祷告

宗教信仰强迫思维（见第十三章）是指，常用祷告来抵消一些反宗教想法或其他无法接受的思维的入侵。当祷告被重复用来抵消那些负面想法，而不是真诚地与自己的宗教信仰相联结时，祷告就变成了一种不健康的仪式。

你在进行强迫祷告的同时，也在检查祷告的有效性，所以并没有真正与祷告同在。你总觉得祷告还不够彻底，所以会不断重复，同时也伴随其他的仪式行为。所有的这些都让你觉得更加偏离了宗教本身，而不是靠近，从而成为了双重打击。你的强迫祷告越多，对信仰的亵渎感就越重，因而就会祷告得更多。祷告也会被用来中和其他强迫症带来的不舒服的想法和情绪。你在祷告的时候有没有强迫祷告的行为？

____

____

____

____

强迫计数

强迫计数是个体的内在冲动，是指个体觉得需要用计数来防止坏事的发生，或者用计数来避免某种强迫行为的出现，例如用计数来分散对强迫思维的注意力。

很多人不认为计数是一种强迫行为，而是一种温和的强迫思维。也就是说，对台阶、瓷砖或者其他所发生事件的计数。人们这样做的时候并没有任何目的。问题是他们意识到自己在计数，而且对此感到厌烦。这和其他良性强迫症例如强迫呼吸、强迫眨眼等是有明显相似之处的（见第十四章）。但是在正常的计数中，一切都非常自然，计数就那么向前行进。而在强迫计数中，计数并没有向前，而是好像被缠在了烦恼里，强迫计数患者并没有接受计数的发生。其他强迫思维也一样，问题并不在于强迫思维的内容是什么，而在于这些强迫思维本身的出现。你有强迫计数吗？表现如何？

____

____

强迫行为的正念疗法

正念法能够帮助我们有效地抵制强迫行为，因为我们可以通过正念看到强迫行为的根源。强迫行为始于一些不适宜想法、情绪和身体感受的出现。正念是指我们意识到强迫思维、并决定用强迫行为进行反应时两者之间存在的那段空间。正念就是等待的艺术。就像你坐在治疗师办公室的沙发上，等待她叫你进去一样。你要坐在那里，在你的心智中等待。当强迫症叫你时，你就说：哦，我等的是其他人。如果是当下在邀请你，那你就准备好跟它走。

当我们抵制强迫行为时，无论是在抵制心理审查、强迫洗手、逃避，还是寻求安慰，我们都要接纳不确定性的存在。可能我应该遵从强迫行为；可能我不这么做，天就要塌了；可能天塌下来我就能重拾自由。

你抵制的每一个强迫行为，都有个强迫思维作为回报。这个回报通常是极端的情绪痛苦。不管你抵制的是可怕的伤害性想法，还是再碰一下插头来达到某个正确的数字。痛苦都是相同的。正念法就是让你看到那片痛苦的土地，然后张开双臂拥抱它。让痛苦洗刷你吧！让这些痛苦成为滋润和浇灌你的雨水，而不是成为压垮和埋葬你的风雪。

用你对另一个世界的好奇心去取代你的恐惧吧！

休息片刻

现在你一定很累了。为了做好应对强迫症的准备，我们一开始就给你注入了大量的信息，告诉你要做的都有哪些——所有的这些可能让你感到害怕！休息一下，检查一下自己的注意力和感受。不要说服自己一切都很好，因为你并不能肯定这个。也许一切会很好，我们知道现状可能是怎样的。不要离开当下去评估正念法或者认知行为疗法对你今后的帮助。带着你当下的感受，让自己有意愿翻到下一页，进入第二部分。不要变成：好的，现在我必须开始第二部分了。打开下一页，看看它是什么——就是接下来的这一页。

第二部分

特定强迫思维的正念与认知行为疗法

在这一部分，我们将阐述如何使用正念、认知和行为策略来治疗不同的强迫症。

第五章

接受、评价、行动

在本书的第一部分中，我们讲述了强迫症的三个治疗领域。首先，我们对正念法已有所了解，知道了对想法、情绪和身体感受的接受可以为我们拓展出更大的空间，抵制强迫冲动；其次，我们了解了认知疗法，明白了正确地评价那些引发强迫行为的强迫思维，能帮助我们识别歪曲思维；最后，我们介绍了一些行为治疗工具，学会了如何使用“暴露与反应阻止法”来引导自己的行动、面对自己的恐惧并克服它们。接下来的章节中，我们希望能够简化和阐明接受、评价和行动这三大策略，从而帮助人们克服强迫症。

接　受

接受是指用觉知的意识改变观念，接受强迫思维和情绪的存在。

正念法有一个通用法则：全然地接受头脑中的想法确实存在于你头脑中的事实。它意味着你要丢弃自己某些想法的想法，也只是诸多想法之一。强迫行为的目的是去抵制你当前的体验，不管这个体验是想法、情绪还是其他什么。因此，正念就是反强迫行为、反抵制。

当你在实践中应用这一方法治疗强迫症时，可能会与“接受”这一词产生冲突。尽管这些想法带给你巨大的痛苦，但接受却意味着你要承认它们是你的一部分，这可能意味着什么。我们不希望接纳它们。我们希望它们从头脑中消失！但是我们战胜强迫症的一个重要方法就是：接受想法就是想法、情绪就是情绪，我们实际上是要允许它们从我们的头脑穿过，而不是让它们堵塞我们的头脑。

如果你使用强迫行为来抵制某种情绪，比如焦虑或恐惧，那么你其实无法摧毁那个情绪。你只是简单地将它推向一边罢了。每次经历强迫症的不适，然后将这种情绪推开的时候，你只是将它堆放在过去那一厚叠痛苦之上而已。因此，当你每次被触发的时候，不仅仅是在处理这一次的情绪，而是在处理那累积已久的一大堆痛苦。用正念法练习接受，意味着你可以把最上层的痛苦拿掉，然后在此刻开始处理问题。

接受并不是投降，它不意味着你接受了想法的含义和内容。你只是接受：那些想法是心智从大脑中接收的。因此，有效的正念法必须从接受开始，无论你使用什么方法治疗强迫症，都要从接受开始。

要完全接受一个想法，你必须愿意承认：想法可能有一定的意义。这并没有赋予想法什么意义。相反，这把你从确定性中解放出来。当你与强迫思维同在时，使用正念开始观察，不带批判地看着发生的一切。“我现在出现了被污染的想法”与“我被污染了，我要是不洗干净就会死”的想法是截然不同的。

当你不带任何批判时，就可以保持清醒，只有在清醒状态下你才能判断，你通常遵从的强迫行为是否会让你获益。你可以看到不遵从强迫行为所带来的不适，但是你也可以看到这种不适消退的过程。然后，你就可以有种胜利的喜悦，因为你发现原来自己可以战胜强迫症。

评　价

评价是指用认知治疗技术来评价内在强迫思维或情绪的价值，从而回到当下的过程。

接受是很难的。这不仅仅是张开双臂欢迎想法这么简单。这是要打破对思想的对抗，有时要付出很大的努力才行。你可能会流泪、压抑，不想再努力了。所以，有时很有必要后退几步，对情境进行评定，以便更好地确定：这些努力对自己战胜强迫症是多么重要。这就好比你的心智被一种观念套牢：我无法忍受这种不适，必须要用强迫行为来缓解。所以，你必须让自己产生第二种观念。这时就需要认知疗法的介入了。

要记住，对强迫思维进行评定的目的，并不是要证明想法或情绪是不真实的，或者安全的。评定的目的仅仅是帮助你将自己从强迫行为的反应中引开。例如你产生了“如果我碰了那个公用电话，我会得病的”想法，那么你可以重构一下——“公用电话机让我感到很不舒服，但是在我的经验中，我从来没有因为触碰它得过什么病”，那么你卷入强迫行为的可能性就会降低很多。

你可以使用备忘录来练习如何对想法进行评价，或者只是观察心智在卷入强迫症时的各种认知歪曲。想法和情绪并不是证据。证据就是证据，如果你没有证据，那就观察自己如何在缺乏证据的情况下对想法进行反应。你还是要接受自己可能错了，但至少你可以指出自己用强迫行为给强迫症火上浇油的事实。然后，通过对想法进行评价，你就可以重新接受这些想法了。你有了一个想法，现在回到当下。

行　动

行动是指使用行为治疗技术来积极地面对强迫症，将自己暴露在强迫思维和情绪下，目的是适应并克服自身的恐惧。

如你所知，理性地评价你的强迫症经验，有时候不一定奏效。强烈的不适感可能会持续，强迫行动的冲动可能会继续出现。如果你试着接受强迫思维并让它与你同在，理智地对它评价后去引导它，再采取行动，将自己从恐惧中解放出来。这时你就要使用行为治疗工具了。通过使用各种暴露与反应阻止技术，你可以采取行动让自己的心智更加健康。

强迫症的分类

任何人都有对任何事进行思考的能力，也就是说任何人都可能发展出不同种类的强迫思维。因此，将特定的强迫思维分类或贴标签是不人道的。

我们只是在与某些事物的不确定性进行斗争，而强迫行为可以给我们安全感。你可能不希望将自己认定为“强迫洗手患者”，或者是有其他严重强迫症的患者。实际上，将自己的强迫症贴上标签并归到某个种类中，会给正念法带来很大的挑战，因为这意味着这些想法与其他想法有本质差别，而不仅仅是普通的想法而已。

我们之所以不对强迫思维进行分类，是因为每个强迫思维—强迫行为循环，都有对应的一种方法。有一种方法可以介入，而了解这个方法是非常重要的。当你明白了强迫思维的机制，并且可以辨识出强迫行为是如何将它拖在原地的，那你就有办法让它们两个离开了。

第六章

污染强迫症

如果你有污染强迫症，那你肯定已经厌烦了听别人说你洗手太多或洗澡时间太长。有些人可能会立即指责你，说你浪费了太多洗手液和水等。除非他们自己也有强迫症，否则他们永远不会理解，你只是为了生存做一些不得不做的事情而已。任由自己被污染和窒息或溺死别无两样。而且，你自己也知道，你提出的要求比别人高，任何事物多多少少都会受到一些污染，你试图逃避污染仅仅是为了获取安全的感觉。

有污染强迫症的人，会认为某个物品特别不干净而不能接受，而且，因为可能会导致其他物品（包括自己）也变得不干净，所以他们认为有责任防止这一切发生。

此外，还有一些人会从污染强迫症演变成另外一种形式，强迫厌恶。强迫厌恶的主要焦点不是细菌、污垢或者肮脏，而是接收到特定刺激后引发的厌恶感。实际上，研究表明，过高的厌恶反应与强迫症有关（Brady，Adams，Lohr，2010），一些患者的非正常厌恶反应可以通过认知行为疗法治愈（Rector 等，2012）。

污染强迫症通常的引发因素包括：

- 公共物品（门把手，电灯开关，公交车）
- 排泄物（接近排泄物的东西，例如马桶或相关身体部位）
- 血（任何接近血液或者导致血液出现的东西，例如针、创可贴、医生办公室等）
- 体液（尿液、汗液、唾液、精液、阴道分泌物）
- 有毒物质（任何被认为有毒的物质，例如家用清洗剂、药物、过期食品，环境污染物，例如石棉、X 射线、农药及化学物品）

- 酒精及其他毒品（尤其是对刚刚戒瘾的人）
- 任何与疾病相关的东西（病人、无家可归人士、医院）
- 有强烈厌恶反应的物品，不一定与疾病、细菌等有关（例如黏黏的东西、湿湿的东西或者其他“未知”物品）

在下面空白处写下那些特定的、让你想逃避的事物，或者碰到后想洗手的东西。（你可能会看看自己在第四章“逃避”中写下来的项目）

____

____

____

____

____

我们通常认为污染强迫症与细菌和疾病是高度相关的，患者需要一再确定自己不会生病。尽管这是很多强迫症的普遍症状，但污染强迫症还是有一些特定的触发原因，包括：

- 害怕被细菌或病毒感染疾病
- 害怕必须进行大量的清洗仪式
- 害怕细菌传染给他人
- 害怕恶心的感觉
- 害怕触碰重要物品后的延迟回避
- 害怕被别人认为是不负责任的或“肮脏”的人
- 害怕变成一个不负责任的或“肮脏”的人

勾出自己害怕的选项，在下面空格处写下自己认为必须回避或清洗的原因。如果你不清楚是什么触发了自己的强迫症，或者不知道应该怎么描述它，那就在下面写下自己强迫清洗的原因。

____

____

____

____

污染强迫症常见的强迫行为：

- 特定的洗涤和清洁仪式
- 逃避那些实际受污染的物品或自认为被污染了的清洁物品
- 对是否触碰了受到污染的物品进行心理回顾，或者对清洗仪式是否足够进行心理回顾
- 询问他人以获得没有被污染或者没有污染他人的肯定答复
- 对触碰污染物品的经验进行记忆囤积

出于对污染的恐惧，你会出现什么强迫行为？

____

____

____

____

污染强迫症的接受方法

要想构建基于正念的强迫污染治疗方法，那你需要从体验当前的污染开始学起。想象一下，如果你触碰了某个被认定很脏的东西。在某个瞬间，你碰到了附近的某个东西，但自己也不确定那是什么东西。突然间，你的想法、感觉和身体知觉开始呈现。你的心智立刻接收到了这些信息，而所有的这些信息都让你不安。首先，你的意识集中到被污染的那个身体部位。当你把注意力集中到这个部位后，你会发现，由于自己的过度关注，这个身体部位开始有身体反应。你感觉到手很脏。

正念法建议你和这个感觉同在，而不是想着去消灭它。用强迫行为去消灭这种感觉，只会告诉你的大脑：这个感觉是你的敌人。承认这种感觉则会给大脑发送这样的信息：这只是个体验，就像其他各种体验一样，无需给它过多的关注。想想看，哪个信息会让强迫思维—强迫行为的恶性循环更快结束？

因此，你面临的第一个挑战是：你准备给自己想法、情绪、身体感受分

配多少注意力？如果你打算付出全部的注意力，那你就建立了一个过度重视和过度反应的循环，它肯定会驱使你继续洗手或洗澡。如果你给予它们较少的关注，那么这会带来其他的想法和情绪，例如认为自己不负责任、对自己进行批判。但是，你已经知道了，这些涌现出来的情绪也只是情绪而已。

也许，你可以与那种“自己不负责任”的感受同在，从而看到更大的格局。所谓更大的格局是指，再多的清洗也不会让你“干净”。因为你对“干净”这个词语的定义，必定是指你产生了“干净”的感受。即便是用一个电脑测量仪来测量细菌，对你来说也是不够的。你只有感觉到干净，才会是真正的干净。但是，如果你抛开干净的感受，处于正念之中，完全暴露在污染之下，与不负责任的（或恶心、危险等）感受同在，那你就会处于上风。

与被污染的恐惧同在

当你感觉到被污染，或者当你开始关注到自己或自己在意的人被污染的想法时，你就会有一种逃离当下的冲动。问题是，你越是想逃离当前的感觉，强迫症就越有机会掌控你。如果你逃到过去，你就会回顾自己触碰了什么，那不仅不会得到安全感，被污染的感受反而更强；如果你逃到将来，你就会想象出一些负面的画面，例如细菌是如何传染给到其他人，从而认为自己有责任去阻止这一切的发生，那不是加重了污染强迫症吗？因此，从当下被污染的恐惧中逃离，会让你感觉更糟！

洗涤时保持正念

在当下保持正念是一件非常有益的事情。在许多正念类的书籍中，都提到洗澡或洗手时是练习正念的良好时机。你可以将注意力集中，去体验洗手液与皮肤接触时的感觉，水倾泻下来时发出的声音、空气中水蒸气的温度等。这样，你就没有卷入强迫仪式，而是处于真诚的正念体验之中。然而，如果你有强迫洗手或强迫洗澡的习惯，你可能只会去注意自己有没有遗漏什么步骤。在这种情境下，太关注正在发生的事情，正是问题之一！

一个正常的、非强迫性的洗澡是有点混乱的。比如在身体上涂抹沐浴液、让沐浴液在身体上流淌。这个时候，要想克服强迫症，你就要无意识地沐浴，不要过分注意细节、过分强调秩序，也不要去追求仪式感，不要去意识自己何时触碰了什么。相反，你可以用正念法将意识带离身体，去体验由于无意识沐浴而带来的不确定感。专注地体验由于仪式动作的欠缺，以及心智离开各种沐浴细节感受后不得不左右徘徊而带来的不舒适感。

洗手时也可以这样做。除了洗手，要让自己去进行一些心理回顾或心理演练。不过，这些心理回顾和心理演练不能与污染相关。你打算给自己买哪张 CD？昨晚看过的表演中，你最喜欢哪一个场景？反正，不要让洗手变成仪式。清洗完成并擦干以后，要继续回到当下，与那种未完成的感觉待在一起。注意一下自己内心想要回顾清洗过程、获得强迫完整性的冲动。再次将正念带回，与身体同在。

练习：你认为自己需要用正念法接受哪些想法、情绪、身体感受，或其他内在信息，才能减轻自己的污染强迫症？

____

____

____

污染强迫症的冥想技术

如果你选择使用冥想技术作为治疗强迫症的正念练习，那就要想想哪些种类的想法、情绪和身体感受会将你带离当下。吸气时请将注意力集中到呼吸上，你会注意到强迫症开始给你发送信息，如让你把注意转移到先前触碰的某个东西上。那就对这个想法点点头，然后告诉自己：看着那个触碰某个物品的想法。好的，我允许那个想法的存在，但我要继续关注呼吸了。你的注意力可能会从冥想中转移，卷入到某个强迫冲动之中。试着去观察那个感觉，把它看作是当下体验中某个普通的事物。不要被卷入到问题解决的模式中去。脚下的地板、空气的温度、窗外的声音——当你参与到呼吸中时，所有事物都会与你同处于当下时刻。不要用心智去加工它们。被污染的感受和所有这些事物一样，只是当下经历的一个部分。记住，你正在练习如何不让心智参与。

污染强迫症的评价方法

通过正念法进行认知重构，是治疗污染强迫症的一种非常有效的方法。对“污染想法可能是真的”保持立场是很重要的。但是——这是个很重要的“但是”——支持你强迫洗涤或逃避的理由和证据是不充分的。你不可能只是简单地说：好的，我觉得被污染了，但我就只是这么坐着，不会去清洗。你需要对强迫清洗进行客观的评价，作为额外的力量支持自己。这时，你就需要辨识歪曲思维并逃离它。

首先，“全或无”的思想导致了污染或洁净的结论：我要么是脏的要么是干净的。只要我进行了正确的清洗，我就是干净的。如果我不洗，我就是脏的。这种思维将掌控权交给了强迫症。既然污染的定义是由强迫症来进行的，那它就可以随意更改这个定义来将强迫行为合理化。因此，生活基本上就变成了周而复始地等待下一次被污染的过程。要想挑战这种歪曲思维，就必须承认：你并不知道哪些东西是脏的（或干净的），但是，如何东西都不会是百分之百的脏或者干净。

污染强迫症还将情绪化推理与灾难化的感觉混合起来，推波助澜地夸大被污染的感觉，它让你相信自己已经被污染了，而且还会传染给别人：我知道我很脏，因为我觉得自己接触到了脏东西，我一定被传染了。我要是不好好清洗，可能就会把细菌传染给别人。强迫症就是这样，通过对未来的推测和假设颠覆了正念思维。其实，一切都是不确定的：你现在究竟有没有被污染？你原来是如何被污染的？你将来会如何影响其他人？再强调一次，要想挑战歪曲思维，就必须认同这一点：被污染的感觉并不等同于被污染的事实，而且病菌可能会传染的想法也不等同于传染的事实。

情绪化推理过程也使得强迫洗手的仪式变得复杂和富有挑战，因为这个仪式得以继续的动力在于，它一定要感到清洗过程是正确的。正因为如此，洗手仪式特别耗时。你可能已经洗手完毕，甚至已经完成了其他必要的清洗仪式，但是清洗正确的感受却还是没有出现，所以你必须继续洗下去。打破强迫思维——强迫行为的循环，你才可能在缺乏这种感觉的情况下结束洗手行为，并接受因此带来的不适感。

你的污染强迫症主要是由哪些歪曲认知推动的？（你可能要回头看看第二章的内容）

____

____

____

____

____

练习： 使用自动思维记录法（见第二章）来挑战自己的歪曲思维。记住，目标并非是为了让你相信自己很干净，而是让你用正念法承认和接受，自己无需使用强迫行为去证明什么。

自动思维记录表样证

触发情境 什么情境触发了你？	**自动思维** 强迫思维的内容	**挑战** 有什么思维方法可以代替歪曲思维？
看到了墙上的红色记号。	墙上有血渍，我要是不离它远点，可能就会被传染艾滋病。	我并不知道这个红色记号是什么。不过我知道这个情境让我感到很不舒服，但是，仅仅是看着它或者接近它，并不意味着它就会进入我的血液。很多时候，我都喜欢盯着红色的东西看，因为我自己有艾滋强迫症，所以，这次我又要挑战自己了。

污染强迫症的行为治疗方法

暴露法是治疗任何形式强迫症都要使用的基本方法，但在污染强迫症的治疗中，几乎没有什么方法能比这种生动、直接地接触污染物更为重要的了。这不是说你要去接触真正危险的东西，而是指你必须与自己的恐惧相接触，其中方法有很多种。你不用真地去触碰别人的脸颊、血渍或者其他有毒的化学物质，才能克服这种恐惧。但是，你一定要与被污染的感受离得足够近才行。如果不能建立和适应这种被污染的感受，你就仍然只是强迫行为的奴隶。

走近恐惧

对污染强迫症进行暴露与反应阻止治疗，就是要增加患者对污染恐惧的接触，减少逃避行为。试想，我们不可避免地要接触这个世界，而世界上总有些东西是脏的。因此，要想生存就意味着你必须能够待在一个有可能被你所恐惧的事物污染了的地方。你追求安全感的方法就是有意地避免触碰这些事物，并且认真地清洗以回避这些事物。因此，暴露与反应阻止法的本质就是越来越接近自己恐惧的事物，但同时也要打破那些清洗仪式，减少强迫行为。

污染强迫症的现场暴露法

开始时先将自己恐惧的污染物列出来。再次强调，我们不会将你置于一个刻意接触危险物的情境中。我们的目标不是用路边捡到的注射针头刺痛你，而是让你能够行走在街头，无视街边丢弃的注射头。因此，要考虑到所有自己想逃避的地方、任务等项目，所有自己想检查的事物，所有能触发自己的强迫洗涤的事物。接下来举一些血液污染强迫症的例子。

- 对灌木丛进行回避，因为上面的刺可能割伤自己
- 检查皮肤上是否有划痕或伤口
- 对杂货店急救通道有回避行为（可能会遇到有伤口的人去购买创可贴）

- 避免接触任何一只鞋子（它们可能会碰到路边的血渍）
- 医院回避行为
- 仔细检查事物是否有锋利的边缘
- 回避接触某些自认为存在道德或性取向问题的艾滋病高危人群
- 检查汽车、衣物等是否染上血渍

因为污染强迫症，你回避的事物有哪些？

____

____

____

____

____

不管你的清单有多长，试着把所有可能触发你的事物都列出来，并按照从轻到重的顺序进行排列。然后，从最简单可行的事物开始，每天都尝试接触自己逃避的事物，同时消除强迫行为。你可以想象一下，在使用或者触碰类似地板等东西前，必须停止检查行为，而且之后不许清洗（除非你要吃东西），你会有什么感觉？想象一下自己要与那种情绪同在，而不是消除它。你可能需要回顾一下第三章“强迫行为等级”的内容。

如果你想用正念法应对，选择与这种情绪同在，那你准备如何去做？现在我们开始尝试一下吧。如果你对于大幅度的暴露法有所恐惧，没关系。我们可以循序渐进。我们慢慢地将强迫症的领域向后推一点点。试着将你的强迫症改正一点点，体验一下情绪如何，看看自己是否能够随着时间的推移增加对强迫症的掌控力。如果不行，那就再从简单的事物开始，慢慢地回到有挑战性的暴露法。

容忍自己的不干净

在污染强迫症的治疗中，对暴露法的一个重要理解是：你要是以为自己在离开时有干净的体验，那你就错了。你在离开水龙头、喷头等完成清洗仪式的地方时，会感到不完美、不负责任、不干净、不确定。你皮肤上残留或洗掉的东西，并不能掌控你的生活。真正掌控你的，是你“被污染”的体验、你触碰某个东西的想法和该想法的涵义、你厌恶和无助的情绪，以及你对污秽的身体感受。

暴露和反应阻止法就是要创建那种情绪，而不是逃离这种情绪，要与之共处而不是消灭它。使用正念意识接受这些体验，最终会将它们纳入你更大的生活场景中。这意味着你不仅要停止对“被污染”的过度参与、过度重视和过度反应，还要在它消失后停止好奇。你的生活是那么有趣，所以被污染的想法只是转瞬即逝，很快就会被其他事物代替。

污染强迫症的想象暴露法

想象暴露法可以帮助我们去面对那些难以接触的、危险的污染物，以及那些与道德和责任相关的、可能会引发强迫行为的恐惧（见第三章“想象暴露法”）。你可以使用接下来的内容建立自己的想象脚本。这些内容可能会引发你的焦虑，如果你目前还控制不了，那就深呼吸，看着这些问题而不要回答。如果你准备好迎战，那就开始填写问题的答案，保持在自己能接受的范围内。

你会触碰的事物是什么？

____

____

如果不能彻底清洗，那会发生什么？

____

____

你的情绪如何？这种情绪会如何影响你的行为？

____

____

如果你不能彻底清洗，什么人或事物会受到污染？

____

____

其他人是如何被污染的？如果你传染给他们，他们会怎么想？你对此怎么看？

____

____

你还会用其他什么方法进行清洁？如果没法完全清洁，会发生什么？

____

____

如果你就这样保持肮脏、被污染，你的生命会变成什么样？

____

____

____

记住，这个脚本的目的是让你充分地接触那种不适感，然后开始接受这种不适感。一旦这种情绪不再威胁你，那强迫行为的冲动就会减轻。这并不意味着你对自己或他人的安全不负责。这意味着你可以对强迫症的后果进行自由选择，能够以本来面目对待自己的想法和感受，而不是被它们威逼恐吓，进入永无止境的强迫行为。

第七章

责任 / 检查强迫症

在强迫症的治疗中，有很多文献将“强迫检查”作为心理疾病的一个亚型。这种名称会带来一些问题，因为强迫检查是一种强迫行为，而不是强迫思维。检查就是对那些强调责任感的想法、情绪或者身体感受的行为反应。因此，对应的强迫思维就是对不负责任的恐惧，检查的强迫行为就是为了确定没有发生任何不负责任的事情。检查的动力就是确保没有导致未来灾难的事情发生。这在很多强迫思维中都很常见，例如“完美主义强迫症”、强迫伤害冲动、道德顾虑，但是，这种思维也会导致广泛的责任恐惧，我们会在专门的章节中进行讨论。

典型的责任 / 检查强迫症相关的强迫思维包括：

- 害怕一些可锁物件（门、保险箱等）没有安全上锁
- 害怕某些装置没有关闭（炉子、水龙头等）
- 害怕停车制动器或者其他安全设施没有到位
- 担心通信（电子邮件、文件、信件等）没有发送或者出错

什么东西会让你产生不负责任感，从而引发你的强迫检查行为？

______

______

______

______

______

______

典型的责任 / 检查强迫症相关的强迫行为包括：

- 对一些物体进行重复性的或仪式性的视觉检查（可能伴有强迫计数或

出声仪式）

- 敲打或重复接触某物，确保它们是关闭的
- 离开后再次返回以确认某物已安全上锁或关闭
- 不断地向他人索取信息来确保某个东西已检查妥当
- 对检查行为进行心理回顾，来确保所有的东西检查妥当

什么样的强迫行为才会让你产生确定感和责任感？

____

____

____

____

责任／检查强迫症的接受方法

所有强迫检查的核心都在于：想摆脱那种事物没有处于它应该的样子的感觉。当一个正常人锁上门以后，他就会带着事情已经完成的感觉离开现场。这是大脑发生的一个化学反应。身体对这种大脑化学变化的反应就是产生“完成感”。心智对这种感觉的反应就是轻松感和成就感，不管这种感觉是多么微小——无论参与的是什么活动，它都会放手。

强迫症大脑不能有效释放这种化学信号，因此身体会感到不安。心智将这种顾虑解读为：什么地方出错了。使用正念技术进行观察，就是要看着心智如何将这种什么事情出错的信息挑选出来，但是不要试图返回去进行检查。

要接纳强迫检查，就包括接受那些由于未检查所带来的各种想法。当你从门前走开、驶向车道、沿着大街前行时，头脑中可能会产生很多想法，你会觉得各种灾难事件马上会接踵而至。因为自己没有关闭水龙头，房子可能会被淹掉；火炉没有关闭，可能会发生火灾；大门没有锁好，屋子可能会被洗劫！正念法就是要允许这些电影在心智的背景中播放，忠于正念决策而不实施强迫行为。这也意味着要接受不适感带来的痛苦，也就是不负责任的感觉。

练习：有哪些想法、情绪、身体感受或其他内在信息，需要你使用正念法去接受，才能克服责任 / 检查强迫症？

____

____

责任 / 检查强迫症的冥想技术

对于“检查者”来说，冥想就是允许那种有事情尚未完成的感觉存在。比如走路时发觉鞋带没有系紧，尽管你知道只需弯腰系上便是，但是你要继续向前走，允许鞋带散着，以此来对抗强迫症。所以，当你在冥想中随着呼吸静定时，观察一下强迫症是如何将你拉到一边，告诉你接下来会发生什么，比如会发生火灾，有人会闯进屋子肆意妄为。要欢迎这些想法，就像对待纽约闹市街头的陌生人一样——堵车，是的，不过是可以慢慢滑行的程度。要用清醒的信息来反馈，比如对于东西锁上了没有？要这样想：好的，我现在有一些关于锁的想法。我正在吸气、呼气，我同时能注意到自己有想回去检查的冲动，想要确保已经检查多次。我能在自己的胸口、前额清晰地感觉到这种冲动。好的，我要练习着不去理睬这些感受。稍后我可能会去检查，但也可能不会。我要把自己的注意力放在当下，集中在呼吸上。检查的冲动可以往后放放。等我选择这样做的时候再说吧。

责任 / 检查强迫症的评价方法

在这种强迫症里，灾难化思维有很大的影响。因为检查的冲动是基于对灾难性后果的回避。有责任 / 检查强迫症的患者所生活的世界，和电影《死神来了》差不多。在这部电影里，一系列微小事件触发了另一些危险事件的发生，从而引发了目标人物的死亡。在强迫症患者的心智中，制动器只检查一次或两次，就可能会出现故障而导致车子滑下街道，发生车祸而引发一场大火，让整个街道毁于一旦。

打折扣和缩小化，也起着非常重要的作用。毕竟，因为没有多检查那么一次而引发火灾的情况到底发生过几次呢？你开车回家确保大门已经安全上锁的行为，除了让自己感觉舒服，还带来什么了吗？所以，在强迫检查思维出现时，可以使用基于经验的逻辑来挑战它。记住，情绪化推理会混淆视听，让你相信：焦虑就是未完成的证据。

在你的责任 / 检查强迫症中，什么样的认知歪曲占主要地位？

____

____

____

总体来说，如果你患有此类强迫症，那么就要小心使用评价工具。在评价时可能会沦为心理回顾和自我安慰牺牲品：我锁上了吗？好的，我锁上了。我锁上了，是不是？我经常锁上的。当然，我锁上了。这样的方法无济于事，因为这只会给强迫心智回传这样的信息：对这种忧虑进行检查是必要的。因此，当你进行认知重构的时候，必须要专注于事实证据，同时也要接受某些证据的缺乏。

练习： 记住要用认知重构来抵制强迫症，而不是为强迫思维提供错误的证据，可以尝试使用自动思维记录的方法。下面是一些样例。

自动思维记录表样例

触发情境 什么情境触发了你？	**自动思维** 强迫思维的内容	**挑战** 有什么思维方法可以代替歪曲思维？
上床时想起炉子有没有关好。	我要好好想想炉子到底有没有关上，我可能走的时候没有关好。我必须下楼看看到底关上没有，要不然睡觉的时候房子会着火的。	我不知道为什么脑子里开始想炉子的事情，每次我要进入睡眠的时候，脑子里就会出现这些强迫思维。我并不确定炉子是否关好了，但是在我的经验中，我不会毫无理由地在烹饪结束后就那样离开。我希望不会发生火灾，但即使检查行为本身也无法确保这个。我必须要冒这个险，这只是个想法，我要躺着直到睡着。

责任 / 检查强迫症的行为治疗方法

幸运的一点是，责任 / 检查强迫症的强迫思维和强迫行为，要比其他的强迫症更加具体。你害怕什么糟糕的事情由于疏忽而发生，而且会产生强迫检查行为。因此，你可以把所有自己想检查的东西（见下文）列出来。如何排列等级呢？想想自己在拒绝检查时所产生的不适感的程度即可。

责任 / 检查强迫症的现场暴露法

我们发现，在很多案例中，从减少或纠正检查行为入手，比从消灭强迫思维入手更简单。如果你习惯于反复检查火炉，并且有出声表达的行为，那就把检查行为、计数行为、出声思考等看作是强迫行为。然后就可以练习在检查火炉时取消出声行为，或者把检查的次数减少为 3 次。

在挑战自己的检查行为时，你会受到强迫症的反击。例如你会出现身体焦虑、激烈的心理回顾冲动或者可能会发生的悲剧等。这时你就需要使用正念技术来缓冲，允许这些体验出现。当你的强迫症心智发现，你有能力接纳这种不适，那它就会慢慢撤回强迫检查的行为。当这些情况稳定下来以后，大脑自己也就不那么在意检查冲动的出现了。

按照重要程度排列，以下就是我认为必须要反复检查的事物。

____

____

____

____

____

责任 / 检查强迫症的想象暴露法

你可以使用内在暴露法中的满灌技术，让自己与不负责任的恐惧共存（见第三章的“满灌法”）。当你从自己的检查冲动中抽离时，你会注意到自己产生了一种有什么不对劲的想法。试着去赞同和夸大这些想法，例如：嗯，我赚了 5 元水费，因为我今天没有洗澡。或者今天门没有锁好，估计有一伙歹徒正在我的衣橱里翻箱倒柜。用轻率的方式对待强迫症，而不要去防御它。新闻头条法是一个非常好的技术：

"居民为地方教会的损失哀悼：最后一个离开的人没有检查排水口"。

你可以练习使用满灌法进行想象暴露。下面是一些可供指导的责任 / 检查强迫症脚本。

如果某天我没有检查，会怎么样？

____

____

____

____

如果由于我的检查疏忽发生了灾难，那可能会是在哪里？

____

____

____

____

这是什么样的灾难（想象严重的灾难）？看到这个新闻我的身体有何反应？

____

____

____

____

如果人们发现，这场灾难原本可以避免，他们会怎么想？

____

____

____

____

____

他们会如何评价我这个人的能力和人品？

____

____

____

____

这件事会如何让我的精神健康恶化呢？

____

____

____

____

第八章

完美强迫症

强迫症患者经常被媒体戏称为“有洁癖的怪胎”或疯子。当然，对于我们追求完美的倾向进行幽默的描述，可以在一定程度上提醒我们。我们一定要记住：追求完美感觉的反面就是认为每件事情都大错特错。

完美强迫症（又称为对称强迫症、组织强迫症、完美主义等）是指特别害怕事物不能按照应有的样子准确呈现。尽管每种类型的强迫症都包含对“正确感”的追求，但完美强迫症所要求的“正确感”是非常特别的，可以触发完美强迫症的情境极其广泛。

典型的完美强迫症触发情境包括：

- 意识到某个物体或者动作与另一个物体或动作是不对称的
- 完成某个例行动作后总感到不放心
- 担心某个物体没有被放到正确的位置

有没有什么东西让你觉得不对劲，总是要去调整？

____

____

____

____

典型的完美强迫行为包括：

- 不断“调整”某个物体，把它放在自认为“合适”的位置上（例如把相框摆正，或者把桌子上的东西完美地排成一条直线）
- 在某一边完成一个动作后，会在另一边也完成这个动作（例如发现自己在左腿上敲击一次后，就必须在右腿上也敲击一次）
- 不断重复一个动作，直到感觉“完美”（例如不断地从门口经过，或

者不断地合上抽屉）

- 对事物进行检查，看看它们是否像应该的那样完美（例如检查床铺上的两个枕头摆放的位置是否完美）

当你觉得某些事物“不对劲”时，必须作出什么样的强迫行为，才能让自己感到“完美”？

____

____

____

____

____

完美强迫症的接受方法

有完美强迫症的患者，只要事物稍有偏离就会有非常痛苦的感觉，这和污染强迫症患者在沾染到脏东西时产生的痛苦是类似的。这是一种非常不舒服的感觉，同时会产生一种灾难性思维：觉得自己可能永远都无法恢复正常了。

你可能听过这样的劝导，“别管它”，“放开就好了”，或者“别再做那些奇怪的事情了”，这样说的人其实一点也不明白你的真实感受。打个比方，如果让某个人永远只理半边头发，还要若无其事地行走在大街上，他明明可以在镜子里看到自己的怪异形象，但是别人却告诉他没什么不妥！毫无疑问，他知道自己的形象一定要改变。

完美强迫症的主要恐惧是一种情绪状态，一种事物没有按照应有方式呈现的感觉。正念意味着要认同这种感觉，以及其他所有症状，例如因为没法正常应对而产生的焦虑、羞耻感，以及从轻度焦虑到恶心等身体症状。一旦这些体验被完全接纳，接下来就要允许它们作为另一种生命体验而存在。完美强迫症的接纳环节中，最难的部分就是：自己清楚地知道强迫行为通常只是简单地触碰或者移动某个物体而已。明明这是一种触手可及的解脱方式，却要用那么困难的方法去克服它。这就好比是面前摆了个胡萝卜，伸手可及，但只能看着它而不能吃。

要使用正念法克服完美强迫症，就要允许那种“不舒服”感觉的存在。看看身体的哪个部位有反应：胸口？肩膀？吸气并允许这种感觉存在，就好像它是身体的一部分。带着这种感觉做一些其他事情，而不是强迫调整。你要是觉得事情必须怎么样，那这种“不舒服”的感觉就会来捣乱并控制你；你要是真的有太多事情要做，对它并不感兴趣，那么它就会自己走开。

练习：为了克服完美强迫症，你必须使用正念法接受哪些想法、感觉、身体知觉，或者其他内在信息呢？

____

____

____

完美强迫症的冥想技术

如果你打算每天做一些冥想来治疗完美强迫症，那你就会发现在冥想过程中，会不断有一些敦促你去矫正什么事物的想法分散你的注意力。不要回避这些想法，对它们报以微笑。告诉自己：我现在产生了一些想去纠正什么事情的冲动，好的，我知道它们想吸引我的注意力。我允许它们在冥想的时候出现。我不需要抵制它们。但是现在我要重新回到我的呼吸中来。如果它们想跟着我的呼吸来到我的颈部，我也不介意。冥想结束后，我有可能会去纠正这些东西，但也可能不会。不过现在，我要把注意力放在呼吸上。

完美强迫症的评价方法

完美强迫症患者的注意力太关注于事物的对或错、完美或不对劲、直或弯等概念上，所以我们必须再次强调，要对这种“全或无”的思维进行认知重构。如果有 4 支钢笔排列整齐，而第 5 支钢笔却摆乱了，那就不要把它们认知为“5 支没有排列整齐的钢笔”。它们只是钢笔，5 支钢笔而已。

夸张思维和灾难性思维也在完美强迫症中有所体现，你可能害怕小细节的偏差可能会引起无法扭转的巨大问题。情绪化推理会说服你，让你相信某个东西不对劲，一定要去修正它。

在你的完美强迫症中，主要有哪些认知歪曲？

____

____

____

练习：可以在“不适感”出现的时候进行自动思维记录。下面是一些样例。

自动思维记录表样例

触发情境 什么情境触发了你？	**自动思维** 强迫思维的内容	**挑战** 有什么思维方法可以代替歪曲思维？
进门的时候我左边的裤腿蹭着门框了	我要再进一次门，让右边的裤腿也蹭一下门框，这样就平衡了。	这是一个挑战自己强迫症的时刻。如果我带着这种不对称的感觉坐下来，不去完成强迫行为，也许这种不舒服的感觉就会自己消失，这就能把自己从重蹈覆辙的尴尬负担中解放出来。我必须去体验和接受此刻的感觉，而不是回避它。

完美强迫症的行为治疗方法

要给完美强迫症列出一个从轻到重的等级是很难的。因为完美强迫思维很大程度上依赖于你所感知到的完美程度，看起来很小的事情却能激发出异常不安的情绪。要想把微小的不适感和完全无法忍受的感觉区分开来，是很困难且无意义的。而且，这也可能引发强迫心理回顾。所以，在使用暴露法激发自己时，一定要使用正念意识去观察自己的情绪状态。

完美强迫症的现场暴露法

该方法的目标是增加自己对“修正”冲动的意识，并且选择与“不适感”同在。不过，离开一个没摆放整齐的枕头，总比离开一个停歪了的车子容易得多。所以，可以把所有能引发不适的事物列出来，然后从最简单的事情入手。

下面就是一些可能引发自己完美强迫症的事情，按照重要程度排列如下：

____

____

____

____

____

你可以使用直接暴露法，故意用身体的某一边触碰某个物体，从而激发自己想要保持对称、用身体的另一边去触碰的冲动。另一种方法就是故意让某件事情接近完美，却又不能完全达到完美。你也可以故意让某件事情处于未完成的状态，例如让柜子门开那么一点点，或者把书架上的某本书弄歪。暴露的目的是产生“不舒服”的感觉，然后练习与之共处，而不是逃离。因为我们很难预测你的反应，所以也就无法建立暴露等级。因此，只能等机会来临时，列出当下最有可能激发自己的事物。

练习：列出可以让自己产生“不适感”的暴露方法，尤其是那些可以产生“不适感”的典型情境。

____

____

____

完美强迫症的想象暴露法

完美强迫症的潜在恐惧感主要基于以下这种观点：必须要消除这种不舒

服的感觉，或者这种感觉会引发无法接受的结果。你可以使用想象脚本来接触对这些后果的恐惧，从而帮助自己练习与之共处。下面的问题可以帮助你产生暴露情境。

什么样的事情可能引发我的不适？

____

如果我不去矫正它，会有什么感觉？

____

如果这种感觉还不消失，它会对我的行为产生什么影响？

____

我的情绪、注意力，或者行为会有什么变化？

____

如果我的不适感不能消失、或者这种思维不能停止，那我可能会出现什么问题？

____

如果我不能解决这些问题，我的人生会变成什么样？

____

第九章

伤害强迫症

伤害强迫症患者经常会出现一些具有暴力或伤害性的、不必要的侵入式思维。同时还会因为可能伤害他人或自己而产生恐惧。

需要注意的是，强迫症患者对自我伤害的恐惧完全不同于真正的自我伤害行为（例如自残）。同样，对自杀的恐惧也完全不同于真正的自杀意念：有强迫自我伤害恐惧的强迫症患者，产生的是一种害怕失控的不必要的、入侵式思维。而真正的自杀意念则会出现对结束生命的渴望。当然，如果强迫症患者产生了自我伤害的想法，那他就会相信自己的意图，所以及时地寻求专业救助是非常重要的。

通常的伤害强迫思维包括：

- 害怕自己会对他人或自己进行突然攻击或暴力袭击
- 害怕自己会伤害亲近的或心爱的人（例如，父母害怕自己会伤害新生婴儿）
- 害怕自己不能妥善处理暴力念头
- 害怕由于无法自控而将别人推向车流，或者从窗口跳下，或者会出现一些可能导致惨剧发生的冲动行为
- 害怕自己被伤害性念头淹没、为了缓解压力而实施某项行为
- 害怕自己失去意识而犯下暴行，事后自己又不记得
- 害怕因为没有清洗或关闭什么东西，从而引发悲剧
- 害怕自己对某个人下毒
- 害怕自己会开车撞到别人而不知道，直到警察追上来
- 害怕自己的性格发生莫名其妙的变化，开始享受伤害性想法或者实施伤害行为

对自己以前的想法进行检查，然后将那些有伤害性的念头写下来。

______

______

______

______

______

伤害强迫症的常见强迫行为：

- 回避那些可能激发自己伤害性想法的人、物、地点或信息（例如媒体）
- 回避那些可能会将伤害性想法付诸实施的情境（例如给婴儿洗澡）
- 不断向别人寻求安慰，保证自己没有或不会做可怕的事情
- 为了确保自己没有或者不会伤害别人，不断地对相关的想法或记忆进行心理回顾
- 强迫满灌：总是强迫自己去想象暴力行为，并确保自己对这些画面感到恶心、没有实施意愿
- 思维中和：故意强迫自己用积极的、与伤害念头相反的方式进行思考
- 强迫祷告或者仪式行为：出现伤害念头时会重复祷告或者背诵咒语
- 出现伤害念头时会重复某些行为，直到这些想法消失
- 检查自己开车驶过的地方，确保自己没有撞到别人，或者回头检视经过的路人，确保他们没有受到伤害
- 对暴力案件进行研究，并将这些与自己进行对比

回顾自己产生过的强迫行为，把类似的表现写下来。

______

______

______

伤害强迫症的接受方法

人总是难免互相伤害。仅仅在过去的一年里，我们就看到了很多类似

的事件，一个人进入本应安全的公共场所，对男人、女人、儿童进行残害，这些事件让伤害强迫症患者感到害怕。这种对暴力行为和悲剧事件的担忧不仅是正常的，而且是我们必须拥有的一种意识。然而，伤害强迫症患者并非是为当下的伤害性念头感到忧虑，而是需要一个确定的答案：自己为何会产生这些想法。仅仅告诉他们，之所以有这些想法，是因为人的大脑有产生各种思维的能力，是无法解决问题的。他们要得到的是保证而不是假设。

这些思维是正常的

想要伤害爱人或者杀死自己的想法，怎么会是正常的呢？要理解这一点，就需要认真考虑一下这个想法的本质到底是什么。思维是一个心智活动。而大脑中的化学反应与我们意识之间的联结，通常用字句来描述。当大脑中的化学反应产生时，某些东西产生了，我们会意识到它并称之为想法。我们对这个想法“正常与否”的判断，其实只是描述了心智如何对想法进行解释，以及我们如何行动。想法本身只不过是字句而已，只是心智的幻象，而不是客观的事件本身，那么它怎么会不正常呢？

要想有效地使用正念法，就必须试着开始接受这些伤害性想法的存在。接受这些伤害性想法的出现，并不等同于认同这些想法的内容。要做到这个很不容易。Frederick Aardema 和 Kieron O’Connor（2007）认为，你更倾向于按照“应该如何”的标准来看待自己，还是更愿意按照“我是如何”的标准来看待和信任自己，对于你能否接受这些想法有很大影响。当你检视自己的伤害性想法时，你会与这些不必要、不合理的想法进行斗争，因为这些想法与你的自我认知相悖。既然这些想法产生于自己的内在，那它们就等于是自己的一部分。如果你能够把拥有的想法与真实的现实分开，那么强迫症就无法再控制你。

练习：要想从伤害强迫症中解脱出来，你认为应该用正念法去接受自己的哪些想法、情绪、身体感受或其他内在信息？

伤害强迫症的冥想技术

坚持每天进行冥想练习，哪怕只有一两分钟，也会对自己的正念技术发展有极大的帮助。当你静坐并允许那些伤害性想法在心智中来来去去时，强迫症很可能会让各种可怕的影像充斥你的脑海，以此来干扰你的冥想。当你在冥想时对这些意象予以接纳，强迫症可能会故意增加这些意象的严重性。例如，你可能对伤害某人的想法进行正念接受，认为这只是一个想法；但是接下来，当你回到呼吸时，脑海里就会出现惨案发生的场面，或者其他可怕的意象。尽量将注意力放在呼吸上。想象这些想法只是随着呼吸来回穿梭旅游。不要去驱赶它们，可以邀请它们留在当下，但不要对它们进行判断和评价：好，有一些暴力画面产生。它们就在我的脑海里。我会犯下这个可怕的罪行吗？我需要确定，这些都是虚幻的，不会发生。好的，它们只不过是一些想法而已。我可以稍后再去想。现在，我要继续加入到我的冥想呼吸中来。如果这些想法也想和呼吸一起兜兜风，好吧，欢迎它们。现在我什么也不需要做。当你真的去接受这些想法的时候，可能会感到自己在逃避，因此会感到不负责任或愧疚。用同样的方法来接受这些情绪。注意一下它们出现在身体的哪个部位。进行呼吸冥想的同时，将呼吸带入那个部位，并允许它们在此处存在。当然，不要期望这个过程是愉快的。只需要坚守当下即可。

伤害强迫症的评价方法

伤害强迫症的本质在于，它认为这些想法代表了对未来暴力事件的内在警示，或者是对过去事件可能成为惨剧的提醒。伤害强迫症最大的强迫倾向就是：同时对自己的性格和想法的内容进行检查，并且寄希望于一方会战胜另一方。也就是说，如果你可以说服自己：我永远都不会伤害任何人，那你就赢了。但是，这个游戏并不公平，因为它无法得到验证。伤害强迫症使用了思维歪曲手段来欺骗心智，让它去追求那个不可触及的确定性。

在每种强迫症里，都存在着“全或无”的思维——例如，正常人从来不会产生暴力想法。要提醒自己，暴力想法的存在是正常的，如果仅仅是想法，那么就没必要去反复审查。

伤害强迫症患者会持续处于对脑中那些突兀想法的恐惧中。这种感觉接近于内疚或崩溃，就好像自己已经犯下罪行或者马上就要被逮捕。这种感觉是非常真实的。但是，情绪不等同于事实，因此一定要注意伤害强迫症的情绪化推理过程：当我有这些想法的时候我感到非常焦虑，所以这一定意味着我会真的去做。

如果你与这些伤害性想法对抗，那么你的注意力就集中到所有与伤害相关的事物上。强迫症会让你把电影里的暴露画面、堵车时的恼火，甚至是身体的位置等，都与强迫思维联系起来，例如就在我产生伤害性想法时，我的手朝着孩子的方向动了一下，看来我马上就要掐死她了。

强迫症患者倾向于将自己与某个威胁性人物（例如臭名昭著的连环杀人犯）相比较，这一点一定要意识到。强迫症会设下圈套让心智相信，自己可能在某些方面与某个犯下严重罪行的人物有共同点，因此自己也变得可怕起来。这种歪曲性比较引发了强迫性检查以及回避行为，从而助长了强迫症。

你的伤害强迫症中主要会出现哪些认知歪曲？

____

____

____

____

____

让伤害强迫症患者丧气的一件事情就是，即使你意识到想法本身并无意义，但你仍然对如何应付它们感到无助。就好像自己一边大喊这不是事实！但你的心智却用一种低沉、有力的声音告诉你，你知道这就是事实，因为你就是个魔鬼。但事实上，理性的声音深藏在别处，你可以控制住自己的强迫行为而接近和培育它，因此，理性的声音可以战胜强迫思维的声音。

练习：试着对自己的伤害性想法进行自动思维记录。下面是样例。

自动思维记录表样例

触发情境 什么情境触发了你?	**自动思维** 强迫思维的内容	**挑战** 有什么思维方法可以代替歪曲思维?
在厨房用菜刀切菜和准备食物。	我可能会用这把刀绑架并杀死某个人。我要让其他人来切菜，因为让我拿刀太危险了。	嗯，这是一把刀，它可以用来切菜。我知道这不意味着我会用刀去杀人。因为我意识到的东西并不都与我的强迫症有关。我有种离开它的冲动，因为我不喜欢现在的感觉。即使让别人来切菜也无法帮我克服这些想法。

伤害强迫症患者一定要记住，客观思维并不等于积极思维。客观思维就是承认自己所不知道的，而且愿意接受不确定性。试图证明坏事并不会发生，只会让你陷入自我保证或者心理审查等强迫行为。伤害强迫症患者的认知重构，关键在于冷静地进行正念思考，承认自己并不了解想法的真正含义以及没有足够证据证明将有惨剧发生的事实。

伤害强迫症的行为治疗方法

暴露法只有在能够抑制强迫反应的情况下才有效，因此暴露法应该从自己能够应对的水平开始。如果自己还不具备相应能力，没关系，那就先阅读本章内容吧。你阅读的过程也是暴露的过程，如果你可以持续阅读，那就说明你能控制自己的反应。实际上，你已经在实践暴露法了。

伤害强迫症的现场暴露法

与污染强迫症一样，可以从回避策略开始入手。例如，由于害怕自己有突然拿刀伤人的心理冲动，你可能将厨房里所有的刀具都收走了。现在就把刀具都放回原处。如果自己可以容忍刀具的存在，那就继续，可以试着一个人的时候用刀来切菜。然后再继续，可以在他人在场的情况下使用刀具准备食物（如果害怕出现自我伤害行为，可以退回上一个水平重新来过）。

在暴露与反应阻止法的开始阶段，一定要停止在网络上搜索信息来寻求保证的行为。家庭成员应该理解，当你的亲人向你提这些问题时，你可能会非常厌烦，但是他们可能正处于极度痛苦或压抑的状态中。不过，理解他们痛苦的同时，家庭成员也要保持克制，禁止进行安慰，因为这会加重他们的强迫行为。

按照症状的严重程度，可能从词语暴露法入手比较有效——例如，“杀死”、“谋杀”、“偷袭”、“屠杀”、“攻击”、“绑架”、“邪恶”、“冷酷”、“疯狂”等。当然还包括其他所有能激发自我伤害性想法的词语，像“女朋友”、“汽车”等。

练习： 如果你做好了心理准备，请在下面的空白处写下可能激发自己伤害性想法的词语。

____

____

____

如果你准备好进入下一个更高等级的挑战，那就让自己观看或阅读一些有关谋杀或其他暴力案件的新闻或报纸。观看或阅读的重点在于那些“实施”绑架的人，并且抵制那种想要将自己和该人物进行比较的冲动。想要证明一切安全的想法只会给强迫症火上浇油。要适应这种不适感，并与之同在，而不是想要习惯性地证明什么。可以用一些正念观点看问题：是的，我正在阅读一件发生在别人身上的事情。当你继续向前挑战更难的等级时，可以更直接地接纳它：是的，那是我又怎么样；我就是要那样做。

当你使用暴露与反应阻止法时，可怕的新闻故事恢复了它的本来面目：一个发生在别人身上的可怕事件。这个时候，如果你的心智认为这是对自己可能犯下相同罪行的提醒，那你要记住，这只是想法或情绪而已，并不是真正具有威胁性的事实。

逐步升级

更高级别的暴露法有：观看让人害怕的影片、阅读连环杀手的资料等，特别能够引发你产生恐惧的故事，这些都可以帮助你抵制强迫分析行为或强迫自我安慰行为。

在下面的空格处进行暴露等级排列。你有哪些由于伤害性想法而不得不逃避的人、事或处境？你是如何对伤害性想法进行自我安慰的？你使用哪些精神仪式来完成贴标签和拒绝行为？

____

____

____

____

伤害强迫症的想象暴露法

伤害强迫症通常都会对不合理的想法和情绪进行心理回顾，并直接进行重构，因此想象暴露法可以用来激发强迫思维并进行克服。如果下面的问题超出了你的接受范围，请不要指责自己；如果你认为自己能够继续进行伤害脚本的暴露治疗，那试着回答下面的问题。

对伤害强迫症患者来说，一个好的伤害脚本通常是这样开始的：认为自己会迫于强迫思维而产生攻击行为，因此你“真正的身份是凶手”是毋庸置疑的，接下来，则是对暴力事件的详细报道。不需要过多地添油加醋。

如果你害怕的事件真的发生了，你怎么办？

____

____

其他人对你的所作所为会如何反应？

____

____

当你意识到自己的所作所为时，会有什么情绪？会自责、震惊吗？还是会变得喜欢这些事件？你对这些情绪又有什么反应？

____

____

你所爱的人会对此有何反应？这个世界会如何看待你？

____

____

____

____

你的生命会如何结束？你会留下什么遗物？

____

____

____

____

这样，一个不错的脚本就完成了，你可以用它进行暴露法治疗。这可以告诉你的大脑：你能够面对面地与触发情境进行接触，却不出现强迫行为。和其他形式的暴露法一样，这种暴露脚本基本上回归了自己的自然本质：它不过是一系列对想法的文字描述——而不是威胁。在该方法中，你与触发思维进行了接触，并有意识地处在某种可以控制的不适状态下。

我会不会因此变坏

你很担心这种脚本法会不会让你变得更糟。这是任何形式的暴露法都存在的一种担忧。这种担心脚本（或暴露法）会改变自己的想法，恰恰就是问题所在，也正是强迫症患者审视自己的思维和情绪的基本模式。对于伤害强迫症患者来说，伤害性想法是有传染性的，与这些想法同在意味着被它的邪恶污染。这就好比污染强迫症患者害怕去公共洗手间一样，他们害怕被传染可怕的疾病。伤害强迫症患者则害怕与伤害性想法进行接触，那会让自己变成魔鬼。暴露法不是要向你证明，你担心的事物不会发生。相反，它是要重新界定你与这些想法和情绪的关系，让你放弃去控制这种失控感，当你浪费能量去试图控制的时候，这就是强迫行为。

这已经够了

如果你正在与伤害强迫症斗争，那么接受这些想法并进行暴露治疗对你来说可能很难。你已经在掰着指头数着时间，等待在思维间隙睡个好觉了。不要放弃。虽然暴露法确实很难，但你还是可以做得更好。你必须每天都装出一副“半清醒”的面孔，以此来避免家人或同事提出一大堆让你无法回答的问题（例如，怎么了？）。

第十章

性取向强迫症

性取向强迫症的罹患率通常是被低估的。Monnica Williams 和 Sam-antha Farris（2011）发现，8% 的强迫症患者承认自己有性取向强迫思维，而 11.9% 的患者则终身伴有这方面症状。问题在于，人们不愿意提及这方面的症状，也没有相应的治疗动机。因为人们对于持有不同性取向的人，抱有各种不同的看法和态度。

性取向强迫症简称 HOCD（“H”代表“同性恋”），也称为同性恋强迫症。性取向强迫症并不仅限于同性恋者。尽管那些认为自己是同性恋者的人，也会因为害怕变成异性恋者而备受折磨。性取向强迫症是指，由于对自己的性取向感到不确定而产生恐惧，同时害怕自己无法与喜爱的伴侣拥有健康、亲密的关系。强迫恐惧的根源在于无法忍受不确定性，而不是性取向本身。

下面是性取向强迫症患者常见的强迫思维：

- 害怕出现与自己原有性取向相反的想法、情绪或身体感受，认为它们的出现意味着自己的性取向发生了变化
- 害怕对自己性取向的〝否认〞
- 害怕别人认为自己拥有另一种性取向
- 害怕与性取向问题相关的生活情境（例如关系问题、音乐偏好的差异、性欲变化等）
- 害怕那些证明自己有不同性取向的过去经历
- 害怕对朋友产生性方面的感觉
- 害怕承认他人的魅力品质，因为这意味着自己对该性别有兴趣

你的性取向强迫症有什么表现？

下面是性取向强迫症常见的强迫行为：

- 对自己的生活经历进行心理回顾，以确定或否认某种性取向
- 寻求安慰／保证（包括自我安慰）来确定自己的性取向没有变化
- 逃避各种触发情境（例如同性恋邻居、同性恋影片、服饰特征等）
- 想到某个同性别的人时，会对下腹部进行心理或身体检查，查看自己对该刺激的反应
- 强迫性地提醒自己的性取向（例如比常人更多地观看异性恋色情片，来保证自己确实是异性恋）

你使用了哪些方法来克服对性取向强迫思维的恐惧？

什么是吸引力

“吸引力”是指那种被什么像磁铁一样的东西吸引的感觉。我们通常认为这种感觉是希望接近某人或某物的标志。当我们看到大自然美丽而富有吸引力的景色时，会希望接近它。当我们看到某个有魅力的人时，也会希望驻足逗留。这种感觉会让我们羡慕，例如，真希望自己也有那样的身材。也会让我们心生感激：谢谢你，上帝；你创造了如此有魅力的人物。而强迫症患者却产生了一种错误的假设：所有的吸引都与性吸引有关。这种障

碍对心智的正常接纳能力产生了干扰，那就是允许自己被他人“吸引”，而并不产生与对方发生性行为的意愿。

性取向强迫症的接受方法

“接纳”这个词语本身就会激发性取向强迫症患者。再次强调一下：正念接纳并不是让你去接受心智中想法的内容。并不是说因为我害怕，所以我就会变成害怕的那样。正念接纳是指：嗨，看看那些想法。如果你有强迫症，那你就是产生了强迫思维。如果你有性取向强迫思维，那你就是产生了性取向方面的想法。接纳的关键就是：你承认这些想法产生了。

强迫症告诉你，不能产生任何与其他性取向相关的想法，但是这些想法的确存在。那些声称自己从来没有这方面想法的人，一定是在说谎。这并不是说人们都是隐蔽的同性恋者，而是因为，就算是为了弄清楚“同性恋”这个词的涵义，你也必须先产生“同性恋”的想法才行。差别在于，正常的人不会把想法本身等同于真实。因此，如果某个东西不得不出现，而你又在极力反抗它的出现，那就会产生问题。如果你可以接受这个事实：一系列性观念的产生是大脑心智的正常功能表现，那你就可以训练自己的大脑，对这些想法赋予合理的意义，而不是强迫症患者所认为的意义。

性取向的不确定性

与其他强迫症一样，在接受和容忍不确定性带来的不适感的时候，不能过分夸大它的功能。接受内在的性取向不确定性，对于患者来说是非常困难的。尤其当患者的心智被各种分析充斥时，接纳过程可能会引起焦虑。

正念要求你看着这些事实：你已经产生了这些想法、感觉以及身体知觉，而这些体验导致了自己的不适。你的挑战在于，要承认和接受这些不适的存在，而同时不能试图分析或整理它的意义。与其他任何不适想法一样，它们都有潜在的可能性，让你心生恐惧。但是，这种潜在的可能性并不等同于事实本身。

性取向强迫思维试图说服你，你可能并不像自己所认为的那样，从而让你心生恐惧。对不确定性的恐惧只会让不确定性更强大。这种恐惧只会导致更多的强迫行为和强迫思维。接受那一刻并不确定的事实，不要试图去改变它，这种接纳会让不确定性离开而不是吞噬你。

练习：为了克服性取向强迫症，你认为应该使用正念法去接纳自己的哪些想法、情绪、身体感受，或内在信息？

____

____

____

性取向强迫症的冥想技术

如果你决定通过日常冥想来治疗性取向强迫症，那你会发现强迫思维会不断到当下来干扰你，并试图拖着你去分析和解决那些让你难受的性意象、模糊的“同性恋”感觉，以及同时出现的各种身体知觉，尤其是腹股沟附近的身体感受。你的强迫症会告诉你，所有这些事物都非常重要，如果你不郑重对待，就证明你在否认。当你关注呼吸的时候，可以观察心智中发生的一切。对自己的内在说，我要这样做：当一个想法或者一个感受产生时，我会给自己贴上“同性恋”的标签，然后，我就试图去弄清楚。现在，我要让这种试图解决它的冲动走开，回到呼吸上来。我欢迎这种冲动在当下的存在，但是我不会让它干扰我的冥想。如果你开始有“否认”的感觉，那就再邀请它加入自己的呼吸冥想中来。将这种“否认”的感觉吸进来，让它在身体中流动，而不采取任何强迫行为。不解决问题不代表没有问题。当你发现自己从冥想中游离，开始解决问题时，只需要看着它，然后再回到当下即可。

性取向强迫症的评价方法

当你耗尽心力去证明自己的性取向时，其实是增加了心智的错觉，让它以为这个想法非常重要、一定要有理由来怀疑你的性取向。永远不要与强迫症开始一场不可能胜利的战斗。

性取向强迫症会让心智产生非黑即白的思维：任何有关不同性取向的想法都意味着自己可能真的发生了性取向的变化。之后，强迫症还会进行灾难性歪曲，例如，如果我允许这种想法存在而不加以分析，那我的性取向可能会发生改变，然后我的生活就完蛋了！

正向思维的削弱现象在性取向强迫症中也很明显。患者会产生歪曲观念，例如：虽然我通常只会被女孩子吸引，但我居然注意到健身房那个男孩子有点特别，我可能变成同性恋了。将不适的感受与事实混淆起来（情绪化推理）可能会产生这样的想法：我对自己的同性朋友产生了不适的想法，我一定是同性恋者！或者我在约会时没有感到性兴奋，我可能变成同性恋了。

要有意识地观察自己的心理解读和个人化现象，例如认为人们正在关注你的性取向，或者人们因为看穿了你的性取向而有一些特殊的举动。

你会使用哪些认知歪曲来分析或逃避自己的强迫思维？

____

____

____

____

练习：对激发强迫症的情境进行自动思维记录。下面是样例。

自动思维记录表样例

触发情境 什么情境触发了你?	**自动思维** 强迫思维的内容	**挑战** 有什么思维方法可以代替歪曲思维?
看到了影片中的同性接吻的画面。	当我看到这个画面时感觉有点奇怪，这可能说明我是个同性恋。我必须要弄清楚自己是否正常，我要对自己的过去进行反省，确定自己从来没有过类似的感觉。	性画面引起了性感觉。对过去进行回顾只会让强迫思维更猖獗。我必须接受自己的感觉，但不能赋予它特定的意义。我不需要去确定自己是同性恋还是异性恋。我知道自己有这个冲动。现在我要做的就是吃掉这些爆米花。

性取向强迫症的行为治疗方法

你可能会想，对性取向强迫思维采用暴露法治疗，是不是意味着需要参与同性性行为才能克服这种同性性取向的恐惧？这种想法并未真正理解恐惧暴露法的涵义。性取向强迫症患者恐惧的并不是性行为本身，而是害怕陷入与自己不喜欢的性取向行为有关的想法、情绪和身体感受中，并且担心这种取向会毁掉自己的生活。也就是说，性取向强迫症是对自己不喜欢的内在体验的恐惧。因此，通过参与相反的性取向行为来检测自己，希望以此战胜恐惧的做法，会适得其反。也就是说，你可以做自己想做的。如果你想发生性行为，那就自然舒适地完成它。但是，不要参与任何以获取确定性为目标的行为。

性取向强迫症的现场暴露法

如何将自己暴露在相反性取向的想法以及“自己并非是想象中的人”的恐惧中，可以有很多方法。你的强迫思维会告诉你：你不能出现这些确定性的想法，因为它们很危险。但是，你的理智自我绝对可以有意识地将自己暴露在不适性想法面前、屹立不倒，并摧毁强迫思维——强迫行为的恶性循环。暴露与反应阻止法包括视觉暴露法和情境暴露法。

视觉暴露法

视觉暴露法是指观看特定的、可以激发自己不适想法的图像或影像资料，同时不允许出现说明解释、中和想法等精神仪式。要想有效地使用该方法，你可以从微小的激发事物开始，例如欣赏某个同性明星富有魅力的照片。当这个刺激不再引发你的恐惧反应时，那就可以将暴露升级，反复观看一个更加富有性意味的图片。这样逐步升级，可能的话，最后你可以直接观看同性色情图片。要想让暴露法有效，看图片的同时必须保证不能出现自我安慰的行为。如果你觉得图片让你感到放松，那么即使当图片看起来恶心时，也要尽量放松。

列举一些视觉暴露的有关想法。

____

____

____

情境暴露法

情境暴露法包括这样一些做法，例如去拜访你的同性恋邻居、同性恋酒吧、街区；听一些“同性恋”音乐；阅读一些出柜的文章；穿一些有同性意味的衣服；与同性恋熟人共处等。记住，正念的目标是允许这些情境激发自己的恐惧想法、情绪或者感受，同时要练习与它们共处而不是逃离。

列举一些与情境暴露相关的想法。

____

____

____

性取向强迫症的想象暴露法

想象暴露法的目的就是有意识地、循序渐进地提高不适性想法带来的焦虑，最终向大脑证明自己可以容忍这些想法的存在。相反，强迫行为则会告诉大脑不同的信息：你不可能容忍这些不适感。

如果你准备好接受挑战，那么接下来的问题可以引导你使用想象暴露法来治疗性取向强迫症。如果你还没准备好，那就列出自己的强迫行为，以及自己逃避的事物。想象暴露法通常是暴露等级中最富有挑战性的方法，因此，如果感到尚且无法用正念意识接受，那就不要给自己施压。

如果事实如强迫思维所认为的那样，你确实比想象中更靠近另一种性取向，那么会怎么样？

____

____

如果你害怕的想法是真的，你会怎么做？你会首先想告诉谁？你会怎么向他表述？

____

如果你出柜，人们会如何反应？

____

____

在你的新生活中，你会如何向一个性感的、浪漫的伴侣展开追求？

____

____

你会怎样认识你的伴侣？你们会如何开展亲密行为？

____

____

你的性行为如何？性体验如何？

____

____

你的情绪情感会变成什么样？这对你未来的行为会有什么影响？

____

____

长期来看，你的新生活方式结果如何？你与新伴侣会幸福地终老吗？还是发生了一系列负面事件，你最后孤独终老？

____

如果只是阅读这些问题就足够让你痛苦，那么不要气馁。直接面对恐惧不是一件容易的事情。暴露与反应阻止法只有在你坚持对精神仪式说“不”的时候才会有效，而不是让你不加保护地接纳任何一个扑面而来的强迫思维。在更加彻底的暴露法中，你不仅要接受这些想法，还要积极地同意这些想法，一头扎进这些恐惧之中，而不只是围着它打转。任何试图在脑海中分析性取向证据的做法，都会再次导致心智对性取向进行辩论。也就是说，如果你停止那些以获得确定性为目标的心理强迫行为，那么你的心智就会习得这样的道理：根本就没有必要去追求所谓的确定性。

第十一章

恋童强迫症

恋童强迫症（POCD）同时融合了伤害强迫症和性取向强迫症的缺陷，指的是患者在各个方面都认为自己是儿童的天敌。这些想法会令自己都感到恶心，同时出现的身体感觉也会让自己痛苦万分，恨不得自己从未出生过。这种强迫症最差的一点在于，你不能对任何人说。除了治疗此方面障碍的强迫症专家，没有人能明白你在说什么。你不能对朋友、亲人或任何人说，你觉得自己可能有猥亵儿童的隐蔽想法（这些想法隐蔽到自己都不知道！），或者你出现了一些不适的、与猥亵儿童有关的想法（你又如何向他们证明这些想法不是自己想要的呢？）。

强迫症患者本身就有孤立感；而对于儿童这类最脆弱、最无辜人群产生让人恶心的念头，这种负担可能是任何人都无法承受的。但是，强迫症患者中有恋童思维倾向的也很常见。该强迫症的治疗与其他强迫症一样，都是要去控制自己对心智的反应。

常见的恋童强迫思维：

- 害怕产生不当行为，变成一个恋童癖者
- 害怕与儿童有不恰当接触
- 害怕去否认自己的恋童倾向
- 因为自己是一个恋童癖者，害怕自己的孩子受害
- 害怕出于入侵思维的压力与儿童发展性关系
- 害怕被别人认为是恋童癖者

你的恋童强迫症的表现是怎样的？

____

____

常见的恋童强迫行为：

- 回避任何有儿童出现的场所（尤其是单独与儿童相处的地方）
- 回避任何可能激发强迫症的媒体报道（童装广告、恋童癖报道等）
- 对自己与儿童有关的行为进行心理回顾
- 对过去的性经历进行心理回顾，以保证自己没有恋童倾向
- 在儿童出现时，会对腹股沟部位的反应进行心理检查或身体检查
- 对所有与性或儿童有关的想法进行分析检查

为了确保自己不会产生恋童倾向，你会出现哪些强迫行为？

____

____

____

____

____

恋童强迫症的接受方法

记住，你不可能控制大脑产生的想法，你的心智只是一个接收信号（而不是意义）的卫星而已。当你的大脑中出现一些你认为“不可思议”的图像时，尤其如此。

要想在强迫症治疗中使用正念法，你必须记住：这与想法的内容完全不相干。想法只是产生了而已。“儿童”出现了。“性”出现了。“恋童癖”确实存在。所有这些老生常谈的想法，都只是指代那些让人生厌的真实事物而已。正念法要求我们意识到：这些在心智中发生了，但是它们没有任何隐含的意义、含义和威胁，心智只是接收了给出的信号而已。就像其他任何与性、伤害有关的强迫症一样，害怕成为恋童癖者的强迫思维，只不过是因为你太敏感、对强迫思维进行自动化分析、中和和消灭的反馈行为。

恋童强迫症的入侵思维类型实际上都是一些正常事件。但强迫症却夸大

了它们，并赋予了太多意义。当一个人看到穿着浴袍的儿童，只会想到儿童、浴袍。而浴袍的想法可能会刺激大脑，上传比基尼、沙滩等想法。而比基尼、沙滩的想法又会激发大脑产生性感、体育画报中的泳装广告等想法。如果你是一个恋童强迫症患者，你可能会在心智中立刻将儿童这个词与性感画上等号。而且你会认为这些想法确实是直接相关的，因此你产生了恋童想法。你会因为这个想法感到惊骇，因此你开始试图回避或抵制这些想法。

“我必须知道恋童癖是如何想问题的”

恋童强迫症患者有一个普遍的观点，那就是他们必须要了解一个“真正”的恋童癖是如何想问题的，这样就可以确定自己是不是有恋童癖。这种想法对于强迫症患者来说是非常困扰的，但同时也是他们典型的思维方式。你可能会情不自禁地对过去的经历进行分析、研究，努力确保自己不是那种沉溺于恋童嗜好的人。这对正念思维是一个非常大的挑战，因为这种思维认为通过分析研究就可以获得绝对的确定性。这种研究包括在线搜索、学术研究，或者只是回顾过去的性经历，试图挖掘各种证据来证明自己没有成为恋童癖者。但是，这只是个圈套而已。并不存在让强迫症患者满意的、证实“害怕对儿童产生性伤害”与“主动选择对儿童进行性伤害”之间的显著差异的证据。因此，当他们意识到自己无法得到证据时，就认为这证明自己的确是个“潜在的恋童癖者”。

关注自己对儿童的意识

通常，注意到发育中的身体会触发该强迫症。也就是说，其触发点是成人特质的存在而不是儿童特质。当人们看到发育中的身体时，会不可避免地产生与性有关的想法，而恋童强迫症患者则歪曲地认为这意味着自己有此方面的性取向。这种思维误读了心智，将之解读为：想与尚未发育完成的儿童发生性行为。因此，恋童强迫症的正念挑战在于，要意识到最初的那些触发观念，是人们对青春期特征（胸部发育、身体曲线等）的健康、正常的反应，但是强迫思维引发的强迫行为却将它们变成了不良的东西。

对恋童强迫症患者的强迫思维进行正念接纳，意味着要看着这些想法、不适和身体知觉，与它们同在，然后它们就会离开。与这些想法同在时，不能贴标签、评判，也不能进行解释（例如，我知道这是个不好的想法，但是我会顺其自然，因为我知道我有这方面的强迫症）。这是一种干涉性思考。正是因为你对心智内容的祝福和诅咒，让你有选择地关注了性偏差和伤害性想法。正念就是开放地接纳心智从大脑中接收的一切，不要试图去关闭它。然而，具有讽刺意味的是，正是由于你对这些想法的接纳，它们才最终消失。

练习： 在治疗恋童强迫症的过程中，你认为自己需要用正念法去接受哪些想法、情绪、身体感受或内在信息？

____

____

____

____

____

恋童强迫症的冥想技术

如果你打算使用正念法的冥想技术来治疗恋童强迫症，那你要准备好，因为你将要独自一人与一些想法同在。你可能会产生一些令自己不安的想法，例如你所关心的人将会变成牺牲品。你还会产生恐惧的情绪，或者一些让你感到害怕的躯体感受。要心甘情愿地去面对这些恐惧，并不是因为这些想法有多么正确，而是因为这些恐惧就是你当下的情绪。冥想的重点就在于要允许自己与当下的情绪同在。这并不是说你要从某种体验中解脱，然后改换为另一种希望的情绪。所以，如果恋童强迫症要将你从呼吸中引开，你要这样去反应：好的，这些想法又来了。也许这些想法真的很重要，我需要做些什么，但也可能不是这样的。现在，我正在练习让它们自然而然地存在。我能意识到，自己产生了这些想法。现在，我要允许心智中那些想法的存在，但是我要回到我的呼吸上。

恋童强迫症的评价方法

和其他强迫症一样，非黑即白、“全或无”的思维都是非常典型的错误思维：我对婴儿产生了不安的想法，我注意到她的身体姿势像成人一样性感，换尿布的时候，我有那么一刻想把手放在不该放的位置上，我一定是个魔鬼。

正向思维的削弱和否认也是恋童强迫症的常见认知歪曲模式。当你的强迫思维产生时，你所有的历史，例如过去从未伤害过任何人、对与婴儿有关的性思想感到厌恶，以及你曾经多次照看过自己的侄子和侄女等，都跑到了九霄云外。你产生了一个想法，在你的强迫症心智中，这个想法改变了一切。

选择性知觉在恋童强迫症患者身上也有体现。沿着校园的街道散步，对于他们来说是场噩梦，因为儿童会随时出现，而自己可能会产生相关的恋童思维。

你认为自己存在哪些认知歪曲？

____

____

____

____

____

练习：尝试用自动思维记录将触发情境记录下来。下面是一个样例。

自动思维记录表样例

触发情境 什么情境触发了你?	**自动思维** 强迫思维的内容	**挑战** 有什么思维方法可以代替歪曲思维?
看到一个9岁的儿童在生日晚会上跳舞。	我注意到了她非常可爱，这说明我可能有拐骗和强奸她的隐秘想法。	我有被“娇柔可爱”特质触发的倾向，而且总担心这其中有其他涵义。显然，我自己也不清楚可能会产生什么隐秘行动。我也不需要去分析大脑的秘密。我需要做的就是好好享受美味的生日蛋糕。关注自己的想法或者可能会做什么讨厌的事情，这些都是无关话题。我必须与这些不适感同在，但该做什么就做什么。

总之，在认知重构时要理解这一点：所有的认知歪曲对于大脑和心智运作过程的假设都是错误的。对这些假设进行重构，就是回到正念的过程。强迫症试图去回避儿童的出现、否认厌恶想法的存在、惩罚自己出现这些想法等。这些都是强迫行为，要想抵制这些行为，你就必须接纳心智出现的一切，而不要去关注它们背后的意义。

恋童强迫症的行为治疗方法

如果患者的主要症状是恋童强迫症，那么极少有愿意参与治疗的，即便他们知道这仅仅是强迫症而已。原因之一是，他们害怕某个治疗师会告诉他们这不仅仅是强迫症，还需要使用“厌恶疗法”来治疗恋童倾向。此外，有些患者曾求助于受精神分析训练的治疗师，听说过一些不必要的触发性谈话，就是要将自己对儿童的有关性感受说出来，将它们从潜意识中挖掘出来。

实际上，我们建议：恋童强迫症患者最好不要将自己的强迫思维与除治疗专家以外的人分享。因为这确实存在风险，未受训练的治疗者可能会在超出自己能力范围的情况下，使用错误的方式对恋童思维进行干预，并且可能会错误地写出相关报告，将事情复杂化。这并不是因为你的想法太可怕，我们要去隐藏它。而是因为，你的强迫症必须使用专业的治疗方式，而让不理解该强迫症的人士卷入其中，可能对你不利。本书第十七章中会提供一些信息，告诉你如何评估治疗师的资质。

现场暴露法

人们对暴露法一般都比较抵制，因为相对来说，强迫行为会让你感到安全，而“暴露”这个词让你感到害怕。要让我暴露在恋童想法中？没门！当然，和其他强迫症一样，暴露在恐惧中与暴露在危险中是不一样的。

恋童强迫症的暴露法并非要让你看恋童色情片，或者对儿童做出一些不当行为。它是指，要提升自己对不确定性的容忍力，降低那些将自己与他人隔绝开来的逃避行为。现场暴露法包含以下内容：

- 阅读一些恋童癖囚犯的报道，但同时不能出现自我保证或安慰行为
- 去一些儿童可能出现的场所（公园、玩具店等），允许强迫思维出现而不要去中和和抵制它们
- 观看一些涉及恋童话题的主流影片
- 阅读婴儿服饰广告，同时训练自己在强迫思维出现时不要实施强迫行为
- 自愿地照顾可能会触发自己强迫思维的婴儿

在治疗恋童强迫症的时候，你认为自己可以面对的触发情境有哪些？

____

____

____

____

____

在暴露法的过程中，不会让患者发生真实的性行为，也不会冒任何风险去伤害儿童。但是当你真的去面对那些触发情境时，你可能会真切地感到，如果不去逃避，或者对它们进行正念接受，是多么地危险。不过要记住，这只是一种感觉，是可以观察、流动的感受，并且不必用强迫行为回应。

满灌法也常用来治疗恋童强迫症。简言之，就是对所有出现的思维都表示同意。强迫症告诉你：你注意到了婴儿那个甜美的微笑，你是个变态的

恋童恶魔。那你就回应它：是的，我就是那样啊。我要买一个卡车，午饭过后我就去诱骗一打儿童塞进车里。如果你使用这个技术，那一定要意识到它的风险：它本身也可能变成一种强迫行为。需要的时候再使用它。重新阅读第三章的“满灌法”内容，看看它与第四章的强迫满灌行为有什么区别。

想象暴露法

想象暴露法是治疗恋童强迫症的有效方法，而且得到了广泛使用，其原因是显而易见的（伤害强迫症也如此）。通常脚本写作时会对性有关内容产生抵制，原因如下：

- 要把它写出来太可怕了
- 将来可能会有人发现这个，并用来对付我
- 如果写下来，看起来就更真实了
- 如果我写下来，会不会沉溺于此？那不是证实了我恐惧的事情吗？

你在撰写想象暴露法的脚本时，可能会有哪些顾虑呢？

____

____

____

与训练有素的强迫症治疗专家合作，可以有效地帮助你发展自己的容忍力。不过，如果你打算自己使用想象暴露法，那一定要尽可能多地自学，阅读此书中的一些概念或阅读其他恋童强迫症治疗的书籍。

一旦做好了自学准备，你就可以在心智中想象自己就是个魔鬼，然后把自己对无辜受害人犯下罪行的细节描述出来，例如对方如何反应，你之后会如何做，以及你的生活会因此发生什么样的变化。下面的问题可以作为参考。

如果你害怕的内容变成了现实，你会如何做？

____

____

____

受害者会如何想？其情绪如何？

____

____

____

你对受害人的行为有何反应？

____

____

____

你会被抓住吗？是怎样被抓的？你会逃掉吗？如何才能逃掉？

____

____

当你完成这些事情后，你的想法、情绪和行为如何？

____

____

____

你的爱人会对你的行为有何反应？

____

____

____

你将如何度过余生？

____

____

____

正念法是想象暴露法中必须要同时使用的方法。要让自己自觉地重回恋童思维的可怕情境是很难的。但是，和任何强迫症一样，当你通过重复暴露和抵制强迫行为的方法适应这些恐惧后，你就可以成功。当你不再对这些想法感到害怕时，这些想法就会回到它原来的位置，大脑也不再会选择性地对它们予以关注。

第十二章

关系强迫症

强迫症似乎总是以你看重的事物为目标。例如你的道德感、性能力、孩子或者健康。而人际关系在我们的生活中也很重要，所以强迫症同样不会放过它。关系强迫症（ROCD）是指患者难以容忍在人际关系质量、他人感情真诚度方面出现不确定性。这并不是那种典型的一方准备结婚，而另一方还未准备好的情况。这是一种不知不觉流露出来的怀疑，怀疑爱和忠诚可能会一点点削减。有关系强迫症的患者会经历双重困境：世界上安全感与舒适感的主要来源（伴侣）却成为了主要的焦虑来源。强迫症会告诉你：如果不遵循这些独断的、根本无法实现的规则，关系就会断裂。而且，这都是你的错，你的爱人所遭受的痛苦还将远超你的痛苦。

关系强迫症患者出现的强迫思维有：

- 如果我并不是真正爱我的另一半，怎么办？
- 如果我们的关系即将失败，而我必须离开，怎么办？
- 如果我的爱人是因为对我了解不够，才做出了与我在一起的愚蠢决定，怎么办？
- 如果我更适合其他人，怎么办？
- 如果我无法停止这些与伴侣有关的想法（例如身体特征、人的性感部位、价值观差异），怎么办？
- 如果我并没有伴侣想象的那样有吸引力，怎么办？

你的关系强迫症中出现的强迫思维和情绪有哪些？

____

____

____

关系强迫症的典型强迫行为有：

- 对任何与关系有关的事物进行心理回顾
- 强迫性地对自己的关系怀疑进行忏悔
- 寻求对关系的保证
- 对关系相关的情绪进行心理检查
- 对关系本身进行各种情境歪曲和理论化
- 回避任何可能激发关系强迫思维的情境（例如，努力不去关注有吸引力的个体，避免参与性或关系方面的话题，避免与可能激发强迫思维的人独处）

你会使用哪些强迫行为来增加自己对关系的确定性？

____

____

____

____

____

“你是千万人中的那一个”

与其他强迫症一样，事实的真相是：你最害怕的事情可能会发生，但显然它不会。也许——事实也正是如此，我们不能百分之百地保证你的恐惧一定不会发生，但已经有证据表明，你的恐惧是没有必要的。但是，关系似乎需要我们对不确定性有较高的接纳水平。你的伴侣可能明天就要离开你；或者明天你会选择离开。可能除了你的伴侣，还有其他人更适合你，前提是我们需要对“更好”和“适合”有非常明确的定义。

如果你的伴侣是千万人中那一个，恭喜！那意味着，这个星球上七十亿人中，有七千个可能的异性会带给你幸福。可那又怎么样呢？没有任何意义。你的生活还会继续，你还是要开心地与某一位不知道是否适合自己的“那一位”在一起，忘记所谓的确定性，将她 / 他看作是自己的“那一位”！

这就好比污染强迫症患者洗完手后，认为手已经“干净”了，但实际上谁也不确定那是绝对的干净。但是没关系，要坦然接受这一点。

关系强迫症的接受方法

关系是一种体验，不能够精确计算。强迫症会争辩说：没有证据就代表没有爱，而没有爱就代表关系不存在。这只不过是强迫症的一个把戏，它把你引向强迫行为而已。接纳关系中的恐惧并不意味着你要虐待自己、与自己不爱的人在一起。所谓接受自己对伴侣、对关系合理性的有关想法，就是接纳这样的事实：生命中与另一半相连的体验必然包含着一些不适。

要想坚定地承认自己并不确定强迫思维担忧的内容，是很有挑战的。尤其是当强迫症不断地压迫你，要求你在事情演变成灾难前，必须考察、分析和弄清自己需要做些什么。没有强迫症的正常人，会采取怀疑、争斗、担忧甚至分手的行为。而强迫症患者则会提出一些不可能的要求，让你马上就作出决定来采取一些行动，而不是耐心地与这些问题同在，毕竟这些行动的效果还需要一段时间才能显现。在这种紧急的不确定状态下，你就沦为了强迫症的奴隶，为了逃避而作出强迫行为。

更糟糕的是，关系强迫症还直接将另一个人卷入其中。你感到自己有责任对另外一个人的人生负责。你害怕自己选错了人，一方面你会痛恨自己可能遭受的后果，另一方面，你又觉得这完全是自己的责任，因为这是你自己的选择。

因为关系强迫症不会发生高频率的身体强迫行为，所以其治疗的重点就是使用正念技术将强迫思维与心理回顾或安慰寻求冲动等强迫行为拆分开来。关系强迫症的正念接纳技术，就是要与被同伴误解的不适感同在。例如，你可能会出现伴侣与前配偶在一起的强迫意象，因此可能被伴侣认为是个爱嫉妒的人。但是，促使你进行心理检查或索取安慰的并非是嫉妒感，而是一种极不舒适的感觉，这种感觉必须要用强迫行为才能获得满足、让你觉得舒服。但是其外表看起来很像嫉妒。

同样，一个害怕关系不能持久的强迫症患者，在别人看来是想摆脱这种关系。相反，强迫症患者之所以会对情境进行心理审查，就是想体验与爱人同在的感受。因此，正念法面临的挑战在于：不仅要观察自己的内在思维和感受，还要接受那些可能被他人误解的想法和感受。

真实的爱 vs 检查的爱

正念法的最大挑战来自于关系强迫症的思维：我真的爱我的另一半吗？一个经典的例子就是：一个男人看到自己的妻子走过，脑子里闪过一个念头，她这么漂亮，我真幸运！我爱我的妻子。然后，强迫症就开始回击：这是真爱吗？你确定吗？中招之后，男人就开始有意识地思考“爱”的涵义，然后开始在心智中挖掘分析，寻找爱的感觉。他可以找到。但是，因为这种感觉的产生是由检查引起的，或者是被迫产生的，他在心智中产生的爱的感觉是一个合成版本。这看起来是爱，但其实它只是短暂的真实。看到了吗？事情并不是看起来的那样，强迫症会这样说。当男人注意到内在升起的焦虑后，会继续进行挖掘，自己对妻子是否有真诚的、真正的、真实的爱，或者对过去多年的感受进行检查。他继续深挖，但只会找到另一个有关自己深层感受的合成版本而已！这成为了一场噩梦！他开始过度卷入到“真实”爱与心理检查后形成的“合成”爱的巨大鸿沟之中。这个鸿沟越来越大，成为患者心智中需要应对的主要内容！而且它始终存在！强迫症现在成为掌控者。

这个例子告诉我们：你不可能通过对真实情绪体验的检查，来获得真实的情绪体验。这就好比你无法胳肢自己而让自己发笑——因为你知道是你在胳肢自己！关系强迫症的正念法是指，不要理睬自己试图鉴定爱情的冲动，按照爱原本的样子去接受它，不要挑战它。同样，对爱情相关的怀疑、迷惑，也不要过分卷入。目的是让你去接受这些情绪体验，而不要试图用自己的标准去衡量它们。

练习：在关系强迫症的治疗过程中，你认为自己需要使用正念法接受哪些思维、情绪、身体感受，或者其他内在信息？

____

____

____

____

____

关系强迫症的冥想技术

如果你选择冥想作为正念接纳的技术，那需要记住一点：冥想练习的目的绝不是给你的关系赋予什么意义。相反，冥想是练习与一些无意义的事物同在。强迫症让你对自己的关系产生怀疑的想法和情绪，而且告诉你必须马上采取行动去解决它，否则关系就破碎了。而作为正念练习的冥想则相反，它让你坐下来，看着这些东西碎掉。要有意识地看着这些。不要忽略它们。但同时要抑制住内在对它们进行分析整理的冲动。如果它们出现了，那就只是看它们一眼，然后回到冥想中来。我没有爱的感觉，我可以用冥想让自己好过一些。等等，这只是一种念头。我不需要这样做。我正在吸气、呼气。有一些与关系有关的念头产生了。没关系，我不介意。它们可以出现，但我现在要关注呼吸。稍后我再进行心理检查吧。但是现在，我要练习感受当下。

关系强迫症的评价方法

你会发现当一切顺利时，它们就很美好。但是当强迫症当道时，一切都是那么脆弱。你可能会离开伴侣，或者伴侣会离开你。或者更糟，你注定要与对方捆绑在一起，扼杀在悔恨和怀疑中。要注意以下的认知歪曲：

- **“全或无”的思维**：我必须要感受到对伴侣百分之百的爱，否则就说明我们选错了彼此。这是强迫症做的一个圆满的设定，因为没有人可以做到这一点。感受不是一直保持一成不变的。它是流动的。它们会变化、扩张、收缩，处于持续的变动之中，它们就是这样的。

- **灾难化的思想**：如果我不能确定自己选择了正确的人，那我和对方的生活都会被毁掉。再次强调：关系的结束和变化，虽然是你心智中最大的恐惧，但它并不是世界末日。因此，我们无法预测一段关系的未来，而且，最坏的结果将会以何种体验出现，也是未知的。
- 选择性萃取：我永远都不能看那颗痣！正念法本身和爱是一样的，要使用大局观看待自己，不要挑选太多细节。当你陷入罗曼蒂克的爱情时，会主动忽视很多消极的细节。当你真的陷入爱河时，你开始看到这些细节，但是它们不再讨厌。这是你所爱的人的一部分，你也必须去爱它。
- **读心术和个人化**：她不认为我聪明。她没有回复我的信息，因为她知道我们的关系是场骗局。你已经落入了陷阱，假定自己可以获取并了解对方的想法，并且假定别人的行为有内在含义。所有的这些都不是事实。
- **责任过度思维**：我必须告诉我的伴侣，当机会出现时，我可能会有欺骗他的可能，虽然我目前还证明不了这一点。我必须这样做，要不然就说明，他的结婚对象根本就是个不值得爱的人，是我浪费了他的机会，让他没能去选择更好的人，我要对此负责。和其他责任过度的表现一样，强迫症会让你认为，自己必须要保证伴侣做出了正确的人生选择，自己对此付有责任，其实，这并不是你能控制的。

你的关系强迫症中会出现哪些认知歪曲？

____

____

____

____

____

____

练习： 当一些情境激发了你的关系强迫症时，试着使用自动思维记录法。下面是样例。

自动思维记录表样例

触发情境 什么情境触发了你？	自动思维 强迫思维的内容	挑战 有什么思维方法可以代替歪曲思维？
在工作中注意到一个很有吸引力的人。	我必须要确定这个人的魅力没有超过我的伴侣。如果我认为这个人很有吸引力，我就必须告诉我的伴侣。	这些精神仪式并不会给我带来有用的信息，只会让我的强迫思维更猖獗。如果这个人拥有我欣赏的特质，那很好，我不知道自己对伴侣的有关想法是否正确。这种强迫忏悔的行为，只是自己逃避不适感的方式。最后，只会给双方带来更大的伤害。我最好使用正念法来接纳这种不适。

关系强迫症的行为治疗方法

关系强迫症最常见的强迫行为就是各种形式的心理审查、寻求保证、强迫忏悔等。和其他强迫症一样，正念法通常就是将患者暴露在这些想法中。当相应的关系强迫思维出现时，同时会伴有害怕的感觉，以及一些不适的身体知觉。而对关系进行心理检查的冲动，就是要试图弄清楚事情到底是否正常，确定那种安全的感觉，这种冲动是非常强烈的。

正念法要求你如实地观察这些想法、情绪和身体感受，不要试图用强迫行为去改变它们。它们只是穿过你的身体而已。暴露法就是允许这些想法、情绪和感受从心智经过，而不去检查、审查它们。要愿意去承受自己内在所出现的最大的恐惧，当你允许内在信息经过自己时，其实就已经经受住了这种恐惧。在所有的内在信息经过心智时，你必须与这些情绪同在。

当你对关系进行检查时，要敏感地捕捉到它，并告诉自己这是一种强迫行为。你感觉这是一种自动化的必然过程，但实际上，积极地参与其中始终是一个自愿的选择。让它成为心智中的背景，而不是电影导演。你是自己的导演。一旦你可以将强迫心理审查行为标识出来，你就可以摆脱它并回到当下。当下可能是一些无关的事情，例如工作或者阅读。但是当下也可能就是感受本身。观察这种感受，但不要分析它们。

寻求安慰的行为是很难抵制的。如果你觉得在关系强迫思维出现时，很难放弃寻求安慰和保证的行为，不要觉得难为情。很多关系强迫症患者都觉得这个难以忍受，他们至少要从伴侣那里获得一次确认，保证一切正常。如果你的伴侣愿意配合治疗，可以将你和强迫症区别对待，那么你就需要和伴侣一起来抵制安慰寻求行为。可以翻到本书第四章，回顾一下“寻求安慰”部分的内容。

向你的伴侣解释关系强迫症

当你和伴侣并肩战斗时，很重要的一点是，你的伴侣必须理解你内在所发生的一切。如果对方是正常人，那么要完全理解你的内在是很难的。但如果人们有了解的意愿，就会容易取得进展。让你的伴侣知道，强迫思维并不是特别针对她 / 他的。强迫思维是未经证实的、关系的歪曲版本。你心智中出现的话语可能是我害怕自己不爱你，但它最好的诠释是：我被卡在心智的诸多细节中，它们都被放大很多倍。我越分析它们，就导致自己越受强迫症的奴役。我需要你的帮助，在我的强迫思维消失前，请制止我寻求安慰的行为。同时，千万不要介意我所表达的、有关我们关系的一切语言。

关系强迫症的现场暴露法

如果你发现自己会逃避那些可能激发自己关系恐惧的事物，那么暴露法会对你有所帮助。有一点很重要：确保在暴露的同时必须进行反应阻止。与引发不适感的事物同在，但同时心智上要接受那些被触发的想法和情绪。不要试图安慰自己一切都很好。不要与自己进行任何对话。只是看着这些想法和情绪，不要去抵制它们。关键就是要直面自己的恐惧，而不进行任何心理回顾，或者实施任何强迫行为。下面是一些例子，可以有效帮助关系强迫症患者进行暴露法训练。

- 观看一些可能激发自己的电影或听相应歌曲
- 看一些可能会激发强迫思维的图片（这也适合普遍暴露法，见第三章的“普遍暴露法”）
- 去一些可能激发关系强迫思维的场所
- 不要回避或操纵可能引发自己不适的谈话
- 不要试图回避与某个可能激发自己不适感的人独处（例如与一个很有吸引力的同事一起乘电梯）
- 不要从伴侣那里寻求安慰，或者对伴侣进行忏悔

还有哪些现场暴露法可以用来治疗对关系的恐惧？

____

____

____

____

____

关系强迫症的想象暴露法

关系强迫症的想象脚本应该聚焦在这样的想法上：你没有看到某个确定的信号，然后关系注定要失败，你注定要从情感上伤害自己的伴侣，或者你注定要永远沉浸在不幸的关系强迫思维中，直到离婚或者死去。这个脚本应该对强迫思维的内容进行直白的表达，例如选错了伴侣或者关系出现了问题，还要残酷地承认自己被其他人吸引，以及由于没有及时对想法或情绪进行反应，你和伴侣的生活都出现了不祥和消极的问题。如果你准备好开始实施想象暴露法，可以用下面的问题来构建脚本。

为什么这段关系注定会失败？

____

____

既然你现在承认了，那么你会怎么做？

____

____

____

你的伴侣如何被你的选择影响？

____

____

你对此有何反应？

____

____

如果你选择分手，你的生活会如何继续？如果你们继续这段关系，有什么是你不能忍受的？

____

____

别人会如何看待你的选择？

____

____

在你步入老年以后，你会如何看待自己的选择？

____

____

如果你还没准备好直面痛苦，那也没关系。那就从停止寻求安慰、停止忏悔行为开始吧。试着与所有的不适感同在。注意一下，当不适感出现时自己是如何转移注意力的。尽自己最大的力量，将自己带回到当下，慢慢地靠近这些不适。

第十三章

顾虑强迫症

顾虑强迫症是指人们高度重视哲学、宗教、人生信条或者规则、存在意义等内容，通常也称为宗教强迫症，但是它也包括常规的、与宗教无关的道德概念。有宗教顾虑强迫症的人，总是在思考自己有没有遵守规则、有没有遵从所信奉宗教的教义。有道德顾虑强迫症的人，则持有非黑即白的观念，用绝对的对错标准来评价人的行为、想法，而这与所信奉的宗教无关。

宗教顾虑

Joseph W. Ciarrocchi（1995）在《疑心病》（*The Doubting Disease*）一书中描述了宗教顾虑强迫症患者的症状，以及如何使用认知行为疗法对其进行治疗。他指出，“顾虑”一词来源于拉丁文 Scrupumlum，原义是小的、尖锐的石头。这很形象，对于顾虑强迫症患者来说，确实就像是在长途跋涉的旅途中，发现鞋子中有个石子，却不能将它完全除掉。其他强迫症也一样，正是这种“某个东西不应该如此”的感觉，导致了强迫行为的出现。

宗教强迫症的常见强迫思维有：

- 我错误地理解了宗教经典中的教义
- 我没有严格地遵循教义，因此会被整个世界讨伐
- 我对圣像的想法是不对的
- 一些特定事件、语句或数字的出现，都是谴责我的征兆
- 我的忠诚度是不够的

在你的宗教顾虑强迫症中，有哪些入侵式思维或体验？

____

____

____

____

____

宗教顾虑强迫症的常见强迫行为：

- 重复性或苛刻的祷告仪式
- 在宗教概念方面不断寻求安慰
- 有中和性思维：用宗教性思维替换那些非宗教性思维
- 对宗教观念进行心理回顾，或者对宗教感受进行心理检查
- 夸张的宗教行为（例如，过度捐献行为）
- 回避与其他宗教相关的人物、地点、肖像或者媒体
- 对相关的数字或者符号有过度参与或过度回避的行为

你会采用哪些强迫行为来避免可怕的宗教顾虑成为现实？

____

____

____

理解宗教顾虑首先要理解：宗教是必要的仪式。仪式是一种设计，用来连接信仰和自己。当人们同意加入同一个仪式时，他们就在信仰中彼此相连了。在这种情况下，仪式是好的。但是，它应该让你感到自己与信仰在靠近。然而，宗教顾虑却相反，这些仪式将你拖入了严格的强迫行为中，更多地用于缓解不适感，而不是与信仰相连。

宗教顾虑的圈套在于：你越是努力地遵从强迫症（对你而言意味着遵从信仰），你就越偏离了信仰。因此，宗教顾虑强迫症的治疗过程不仅需与治疗师进行交流，还需要与自己的精神导师进行沟通。任何一个治疗师都不会让你偏离自己的信条。治疗师的工作是将你和宗教方面的强迫症分开，因此，唯一的挑战是与心理健康有关的治疗，一切与信仰无关。

你可能害怕暴露治疗会让你远离自己的信仰。其实，其他强迫症患者也

有类似的担忧（污染强迫症患者害怕接触疾病或被认为是不负责任的，性取向强迫症患者则担心暴露法会改变自己等）。恰恰相反，你与宗教的联结正是被强迫症损害了，从强迫症中解脱出来，才会让你的宗教信仰更加强烈和健康。

道德顾虑

宗教顾虑强迫症患者主要是惧怕来自更高力量的惩罚。而道德顾虑强迫症患者则是惧怕内疚感或来自社会的惩罚。这是一种与所背弃法律相关的强迫思维，这个法律可能是好的也可能是坏的。

道德顾虑常见的强迫思维：

- 我的内在很邪恶
- 我必须答应别人所有的要求
- 我不能有任何潜在的自私行为
- 我永远不能冒犯别人
- 我必须确定自己的行为是否正确或是否道德
- 我不能使用任何不当的产品（例如可能使用了童工的国家所生产的衣服、色情片、酒精）
- 我必须确保自己没有浪费资源（例如水、电、燃气等）

你的道德顾虑中存在哪些恐惧？

____

____

____

____

道德顾虑的常见强迫行为有：

- 大量地对自己的行为进行心理回顾，以获得不道德的证据
- 理论化（我会在道德测试中如何行动？）
- 因自己未达到百分之百的道德水平而忏悔

- 避免使用可能产生道德争议的产品
- 从自认为道德标准良好的人那里寻求安慰
- 自我惩罚（因害怕违反道德而进行过度的自我批评）
- 为确保自己没有浪费资源而进行过度检查

你在道德顾虑强迫症中会出现哪些强迫行为？

____

____

____

____

顾虑强迫症的接受方法

该强迫症患者的主要问题是，过度地分析自己和信仰体系的关系。正念法就是要如实地接受自己的哲学观念、接受自己真实的想法和感受，同时不对这些想法和感受进行任何分析和评判。许多宗教都推崇不评价他人的做法，而作为顾虑强迫症患者的你，要格外注意这一点，开放地接受自己。

与其他强迫思维一样，你一开始就假定：自己担忧的内容可能会变成现实。而可能性不等于确定性。相反，可能性是确定性的反义词。但是，如果不去接受这种可能性，也就没法使用正念法，不带评价地观察我们的想法、情绪和身体感受了。如果你皈依了一种宗教，而该宗教认为思想是可以控制的或者想法的出现等同于行为的发生，那么你可能会对认知行为疗法产生抵触，担心它违背你的教义。我们再次强调，同时与治疗师和精神导师进行沟通是非常有益的，这有助于你在不挑战信仰的前提下战胜强迫症。

宗教顾虑强迫症患者可以使用信仰来帮助正念法的实施。开始时你会认为入侵思维是对信仰的威胁，但是，你也可以将它看作是一次锻炼自己信仰的机会。允许一种与信仰相悖的想法穿过心智，却不给予任何评价，这是对你信仰忠诚度的最大检验。你可能会害怕，让这样的想法穿过心智，就等同于认可这个想法。你可以将正念法看作是来自高等力量的命令，用来锻炼你对事物不评判的能力，以及放下“确定性高于一切”的能力。

一些宗教皈依者对正念法心存顾虑，是因为正念法与佛教教义相关。但是你要记住：没有哪个宗教可以宣称对正念法信条拥有所有权。你不同于你的内在，而你有能力对自己的内在进行观察。

对于道德顾虑强迫症患者来说，正念法意味着：当自己做错事情时，要不带评价地观察自己的想法。注意一下“做错事”的想法。看着这个想法，让它穿过你的心智，不要被仪式行为控制。让这种想法随着呼吸进入身体，然后将它呼出去，然后，再回到当下。回到这本书或者其他正在做的事情上。

在克服顾虑强迫症的过程中，你认为有哪些想法、情绪、身体感受和内在信息，需要自己用正念法去接受？

____

____

____

顾虑强迫症的冥想技术

如果你打算使用冥想作为正念训练的方法，那么你会发现自己对于“错误”的体验是多么敏锐。你会拥有错误的想法、错误的情绪以及错误的身体感受，所有这些都让你觉得自己不值得被爱、不值得与更高力量连结，也不值得被这个社会接纳。当你将注意力集中于呼吸，集中于你的身体以及心智中出现的想法时，让自己去接受这种错误的感觉。观察一下，心智是如何从强迫症中获取信息，以及如何想要立即撇开这种错误、将自己从不适中解脱。观察并接纳它，然后回到当下：我已经意识到“自己是个坏人”的想法，以及由于内外部评价带来的情绪。我可以如实地接纳它们，它们不过是想法和情绪而已。我可以接受内在出现的不适，但我现在要回到呼吸上来。如果这些情绪也想参与到呼吸中来，我不会拒绝，但是我也不会卷入这些情绪中。

顾虑强迫症的评价方法

首先要注意“全或无”的二元思维。如果我出现了一个反宗教或者不道德的想法，那我就与更高力量分隔开了，别人会咒骂我，给我贴上坏人的标签。我们并不会如此评价别人。我们会宽容对待人们的微小错误（我们可以容忍爱人更大的错误），我们也承认，事实上，道德和信念中存在着灰色地带。我们的信念正是建立在这个灰色地带上的。如果人们可以确定一切，那么人们是不需要信念的。信以为真与显然为真之间的那个鸿沟，就是靠信念来填补的。

灾难化思维基于这样一个假设：如果不遵从强迫行为或完美的仪式行为，那么唯一可能的结果就是不可忍受的惩罚。宗教顾虑中，惩罚通常来自外部。我们不会对此进行定义，因为每个人的哲学体系不同，理解也不同。但是，我们需要挑战其假设：你的惩罚仅仅是基于“可能做了某事”的想法，以及“这件事可能是错误的”感觉之上。在道德顾虑中，灾难化思维的假定是：社会——会更糟，你自己——会永远地给你贴上“坏人”的标签。尽管这些根本无法证实，但强迫症仍然会让你将之视作事实，而不是正念地观察这些假设，并将它们视为假设。

从定义上看，顾虑强迫症就是顾忌一些琐碎的事情，并将之视为重大事件。没有将苏打水回收，就认为自己不是个好人。正念法让我们将哲学观念中的小过失如实地看作是小过失。如实地看待它们，而不是像心智中显现的那样。除非你可以战胜强迫症带来的恐惧，否则不要强调它们的重要性。

顾虑强迫症患者会因为内疚而感到痛苦，因此情绪化推理也是我们要关注的歪曲思维。内疚的存在并不代表我们真的犯了罪。对罪行的分析就是一种强迫仪式行为，并没有证据表明行为真的发生，然后我们就卷入其中。

感觉有错和真的有错不是一回事。你的正念挑战就是：与这种不确定性同在，承认你的感受和你的信念之间存在着鸿沟。

你的顾虑强迫症会出现哪些认知歪曲？

____

____

____

____

练习：试着使用自动思维记录表来记录自己的行为。下面是一个样例。

自动思维记录表样例

触发情境 什么情境触发了你？	**自动思维** 强迫思维的内容	**挑战** 有什么思维方法可以代替歪曲思维？
幻想某个宗教人物的性行为。	我产生了这样的想法，我有病了，而变态的人是不能进天堂的。	哪个教父进入我的脑海，不是我能控制的，我不该因为无法控制的事情而受惩罚。在过去的经历中，我没有偏离道路、产生宗教人物的性行为幻想，没有证据表明心智中出现什么，我就会变成什么样的人。我必须承认，我不清楚神会如何解释我心智中的想法，我要经受住强迫症的考验。

顾虑强迫症的行为治疗方法

其实，正念法就是一种基本的暴露及反应阻止方式。如果你试图将自己暴露在触发情境下，然后告诉自己是多么地痛恨它，它是错误的，一切都会好起来的。这就好比是在触碰脏东西后去洗手。你实际上是在阻止，而不是接受恐惧的体验。当然，这很痛苦。不过，如果不能用正念法观察这些强迫行为冲动，那这些痛苦都只会变成无谓的痛苦。这些想法可能是阴险、残酷的，但你的任务就是看着它们离开，告诉自己的大脑，它们不会成为你的威胁。如果你希望重拾对信仰的信心，你就必须向心智展示：这些想法和情绪是微不足道的，它们不足以成为你直面恐惧的阻碍。

顾虑强迫症的现场暴露法

顾虑强迫症的强迫思维可能在很多方面都有表现，因此你首先需要考虑，自己在哪些特定的细节上存在恐惧。例如，如果你是个基督教徒，那么你可能会害怕对魔鬼的想法会让你与神远离，然后，你的目标就是暴露在与魔鬼概念有关的心智中。

- 观看魔鬼的艺术画像
- 观看一场有魔鬼角色或主题的电影

强迫症对于你在宗教中的微小过失过分关注，这是个圈套。一方面，你可以与自己的精神导师交流，哪些过失是你精神信仰中的更高力量可以宽恕的，这会有利于你的心理健康。在许多宗教中，例如犹太教—基督教的圣经将身体描述为“庙宇”，既然大脑也是身体的一部分，那么照顾好自己的心理健康也是责任之一。与自己所犯下的错误相比，让强迫症掌控自己则是更加严重的过失。另一方面，在咨询精神导师的时候也要保持清醒，否则就会沦为寻求安慰的奴隶。他们可以帮你制定规则，但最终，要接受挑战的人是你自己，毕竟，“能否遵从这些规则”的不确定性是需要你自己接纳的。

对于道德顾虑强迫症患者来说，你可以把强迫行为从轻到重地按等级进行排列。例如：

- 允许自己的心智短暂地出现对他人的负面想法
- 有意识地撒个小谎，但没有人会因此受伤，接受自己小小的不诚实（例如，在告诉别人某个东西的价格时，稍微说贵一点点）
- 有意识地把某个可回收物品放入垃圾桶，或者在厨房水槽上残留一些食物残渣，或者刷牙时让水龙头开着

记住，这样做的目的不是让你变成一个“坏”人，或者让你丧失来自更高力量的爱。这样做的目的是为了让你按照自己的价值观生活，遵从一个

更加健康的行为模式，而不再受强迫症的困扰。

顾虑强迫症的想象暴露法

顾虑脚本很容易让宗教顾虑强迫症患者感到不可忍受，或者让道德顾虑强迫症患者感到压抑。但是，这个技术是非常有效的，我们建议你在专业治疗师的指导下使用顾虑脚本进行治疗，当然，前提是你可以获得治疗师的帮助。如果是自己进行治疗，那就从接受性脚本开始（见第三章的“接受性脚本”内容），接受自己的强迫思维和强迫行为冲动，并提醒自己：你接受它们的目的是为了回击强迫症。

顾虑脚本的开头是承认（错误）：自己不是希望成为的那种正派人，自己的想法和感受说明了自己的品质。然后，按照这个逻辑，对可能的结果进行陈述，承认这些之后会发生什么，自己的家人、爱人会受到什么影响。这意味着要对可怕的惩罚进行描述，不管惩罚是在这一世还是死后发生。下面是一些提示性问题。

你会做出哪些不虔诚或违背道德的事情？

____

____

你的错误选择会如何影响他人？

____

____

由于你的失败，你在余生中会做出什么其他选择？

____

____

这些决策会引发怎样的评价（来自更高权力或社会的评价）？

____

____

最后你会被怎样惩罚？详细描述惩罚的细节。

____

____

要记住，上述方法的目的并不是证明恐惧是真实的。其目的是为了让你接触这些想法、情绪和身体感受，然后使用正念法接纳它们，从而适应它们。只要强迫症不试图赋予它们“意义”，那么你就可以回到当下。

第十四章

过度关注强迫症

过度关注强迫症背后的强迫思维是：我总是有意识地觉知一些正常的事情，而别人是不会这样关注的，我不能再这样想了，可我做不到。你可能会认为该强迫思维的本质是正念过度。换言之，这是关于正念的强迫思维，太关注当下了。但是，对这种意识的抵制却让你更加远离当下，所以这不是“正念肆虐”。这只是强迫症从另一个角度发起的攻击。正念接受意味着要接纳当下意识所带来的任何不适。正念绝对不是让你偏离当下意识，它要求你与当下同在，无论当下的想法、情绪或者感受是什么。

躯体强迫思维（也称为感觉运动或躯体形式障碍强迫思维）就会出现这种对身体不自主过程的过度关注强迫思维，它有以下表现，但不仅限于此：

- 对呼吸的关注
- 对眨眼的关注
- 对吞咽的关注
- 有意识的身体定位（例如，胳膊是如何与身体其他部位相连的）
- 有意识的身体觉知，无论是正常的还是无缘由的（例如发痒、温暖感、心跳等）
- 对耳鸣的关注
- 对眼皮跳的关注

其他可能激发过度关注强迫症的情境还包括：

- 对一些正常声音的关注（如鸟叫、风声、车辆嘈杂声）
- 有意识地记忆歌曲（脑海里不停地回放歌曲的旋律，有时称为“音乐幻听”）
- 有意识地对特定画面的回忆（有时是正常画面，有时是不良画面，但

都伴有“陷入其中”的感觉）
- 对自己思维过程的关注，你产生了一个想法，但反复的思考过程让你不堪其扰

能够引起你不适感的过度意识情境都有哪些？

____

____

____

____

过度关注强迫症的主要强迫思维有：

- 我再也无法像过去那样自然地行动，我可能会变得不自然或奇怪
- 我对这些事情的意识会成为一种负担，让我不再像以前一样正常自然，我会因此感到压抑崩溃

当你的过度关注强迫思维被激发时，你会有哪些恐惧呢？

____

____

____

过度关注强迫思维主要伴有以下强迫行为：

- 对激发情境的心理检查（呼吸、吞咽等）
- 对激发情境的自主或不自主性特点进行心理回顾
- 对意识的显著性进行心理回顾
- 寻求安慰（尤其是从治疗师那里）来确保这不是严重的心理疾病，而且这种疾病会随着时间的推移而消失
- 回避那些可能会激发强迫思维的情境（例如不去公园以回避鸟叫，回避那些可能激发过度意识的社交场所）

为了避免过度关注强迫思维，你会出现哪些过度关注强迫行为？

____

____

____

过度关注强迫症的接受方法

正念法在过度关注强迫症中的重要性，比在其他任何强迫症中都要显著。在该强迫症中，接纳本身就是暴露。这就好比强迫症已经打开了一扇窗，而你之前并没有意识到它的存在。你不允许自己从这扇窗看出去，否认窗户的存在，这只会增加你的焦虑。这并不是说你要整天去思考这些。相反，你思考和分析的过程，恰恰违背了如实接纳这些想法的本意。

这些强迫思维内在的问题在于：它不仅仅关注到了思维本身。它是对关注本身的关注，然后又抵制这种关注体验。在这里，接纳是指：放开对关注的挣扎和关注。接纳就是看着这些强迫思维，比如我再也不会自然地吞咽了，我会一直这样关注自己的想法，或者我会一直被这个声音困扰。

思维的过度意识 vs 幻听

当强迫症对你的意识发起攻击时，这可能是很可怕的。唯一可以描述你体验的方式就是：你“听到”了你的想法，或者它们“太大声了”。一个经验不足的治疗师可能会认为这是幻听，建议你去看精神分裂症医师。但这绝对不是事实。对思维的过度意识并不等于你听到了某个声音。在幻听精神分裂症中，患者大脑听觉部位的活动是可以测量到的。也就是说，患者的确是听到了声音，像听到了真实的声音一样。但是，你意识到了自己的内在声音，不等于你把声音录了下来、然后听到了它（在有些想象暴露法中会这样做）。尽管你的感觉很像是内在声音，但强迫思维的存在绝不能与幻听现象相混淆。简言之，你没有疯。你只是过度地关注了一些正常人不会关注到的内在思维而已。

练习：为了克服过度关注强迫症，你认为自己需要用正念法去接受哪些想法、情绪、身体感受或其他内在信息？

____

____

过度关注强迫症的冥想技术

在当下的冥想过程中，使用一些特别的冥想技巧，对于过度关注强迫症治疗有很明显的作用。任何形式的冥想，都是对大脑机能的增强，让你有能力从思维的旋涡回到当下的呼吸体验中（或者食物、楼梯等当下正在进行的活动中）。当你将注意力集中于呼吸时，你会关注到自己的思维正在判断：自己是在参与当下还是有过度参与的行为。要注意这个思维。接受以下事实：心智已经从冥想转向了心理回顾。要加强练习，让自己愿意接纳这种思维，然后再回到呼吸上来。我正在思考自己的呼吸过程。我可以接纳这种思维的出现，但我不会积极地参与其中。尽管我知道自己现在就在关注它，但是没关系，我可以接受当下时刻的不完美。我要给自己时间，这些问题会被解决的，当下我可以放下这些。如果这些思考不会停止怎么办呢？这又是一个思维。我可以允许它的存在，不介意它在此刻出现，现在我要回到呼吸中来。

过度关注强迫症的评价方法

过度关注强迫症的主要认知歪曲在于：患者认为对自己意识的体验是不可忍受的，这种意识是不会终止的，会毁掉自己对生活的享受。可见，过度关注强迫症的主要认知歪曲就是灾难化，认为自己会有一个不可忍受的未来。这里，强迫症使用了“应该”和“必须”的方式来陈述自己的意识或无意识行为。要记住，认知重构是一个候补工具，可以用来帮助你战胜强迫症，不再卷入强迫行为之中而回到当下。太强调认知重构，也会成为一种新的精神仪式，因此在使用时要谨慎。

你的过度关注强迫症中存在哪些认知歪曲？

____

____

____

练习： 尝试使用自动思维记录法来治疗过度关注强迫症。下面是样例。

自动思维记录表样例

触发情境 什么情境触发了你？	**自动思维** 强迫思维的内容	**挑战** 有什么思维方法可以代替歪曲思维？
我开始关注自己的眨眼行为了。	我的眨眼是不正常的，因为我正在关注它。我必须决定现在应该多眨眼还是少眨眼，才能让自己看起来不那么奇怪。	我什么时候眨眼、如何眨眼都不重要，我并不知道其他人是如何定义正常和不正常行为的。我该眨眼就眨眼，我必须接受自己内在产生的不适感。如果我认为关注自己的眨眼行为是个问题，那它就真的会成为一个问题。

过度关注强迫症的行为治疗方法

当你无法识别自己的强迫行为时，你会感到沮丧。如果你碰到了一个对此强迫症精神仪式不熟悉的治疗师，她／他就会给你错误的建议，从而增加你的恐惧。但是，如果你无法按照事物的本来面目去看待和接受你的想法、情绪和身体感受，那么这就是强迫行为。

过度关注强迫症的现场暴露法

现场暴露法就是解除对一些场景的逃避，有意识地去思考自己的想法，而不是像往常一样逃开。在其他强迫症中，有一些策略，尤其是逃避、心理回顾等，都包含了对强迫思维的有意识抵制。你可能认为，这些强迫思维是无法逃避的，因为诸如呼吸、眨眼等行为，或者与之有关的想法是正常的，而一些与暴力、恐惧或污染有关的想法才是不对的。然而，该强迫症的强迫思维并不是眨眼、吞咽等行为本身。所谓的强迫思维，就是你对自己意识的恐惧，这种恐惧让你无法体验快乐，将你推向崩溃边缘。因此，过度关注强迫症本质上就是对心智污染的恐惧。那么，所有你试图清理心智、扫除恐惧的行为都是强迫行为。暴露法就是有意识地让自己处于过度意识情境中，却不出现任何心理回顾和回避行为。

过度关注强迫症患者，可以试着参与那种需要额外心理过程的社交活动，例如看着菜单点菜。看菜单的时候，告诉自己：我也不知道要点什么菜，试着控制自己“面对太多信息”的内在想法。等服务员来以后，随机点一些菜，冒险作出完全错误的选择。

在进行呼吸冥想时，要有意识地关注呼吸。当你开始注意到自己对呼吸有过多的关注时，强迫症会告诉你这是极其可怕的，会导致精神错乱。注意，这可不是真正的正念冥想。真正的冥想就是你看到了自己对呼吸的关注，但你可以接受它的存在，并且不去进行评价。这种冥想式暴露法的目的，是激发那种随恐惧而来的焦虑，并让你适应这种焦虑。对吞咽和眨眼有过度意识的患者，可以在吞咽的时候试着告诉自己：我做错了。在公共场合进行这种练习可能会增加焦虑水平。

过度焦虑强迫症的想象暴露法

从接受性脚本开始可能是个不错的办法，你可以每天检查一次，确定自己是否朝着良性方向发展（见第三章“接受性脚本”的相关内容）。接受性脚本的关键之处在于，要非常明确地识别自己的强迫思维。记住，不仅仅是字面上的——强迫思维的内容——而是如果自己永无止境地关注这些，会引发什么。一旦你可以识别自己的强迫思维，那么就承认它，或者让它自然消失。看看自己会卷入的心理强迫行为有哪些，或者自己会用其他什么方式抵制这些想法。

一个好的、过度关注强迫症的接受性脚本，可以指出你真正害怕的东西。试着回答下面的问题，来完成自己的接受性脚本。

你可能会永远关注的事物是什么？

____

____

____

为什么这种永无止境的意识在你看来是不能容忍、无法接受的？

这些体验与“正常”人的体验有什么不同？

如果这种强迫思维会持续很久，你会用什么方法战胜它？

如果这种方法失败了，你发现强迫思维永远不可能消失，那么你的内心会发生什么？

在你永久性丧失社会功能前，可能会发生些什么事情？

你在乎的人会如何对待这件事？

你会如何结束自己的一生？

如果你认为自己已经做好准备开始这个旅程，那再好不过了。如果你仍然犹豫不决，那你可能会极力避免踏入上述问题所带来的黑暗地带。注意不要进行安慰寻求的行为，也不要有逃避行为。继续阅读和练习正念技术。当你有能力接触这些恐惧时，你自己会意识到的。

休息片刻

你已经有很大的进展了。阅读完第一部分，你了解了什么是正念法以及如何同时运用认知疗法来治疗强迫症。阅读完第二部分，尤其是与自己的强迫症直接相关的部分，你已经了解了如何直接使用这些方法进行治疗。你在控制自己人生的道路上，已经迈出了一大步。如果你仍然觉得正念接纳、认知疗法、暴露法等对自己来说太具挑战性，那也不要气馁。如果你在咨询治疗师，那么告诉他，你还需要一些空间才能承受这些。如果你是独自阅读这本工作手册，那你自己就是治疗师，告诉自己还很艰难。这不是一次治疗竞赛，也没有奖金颁发给获胜者。

如果你在练习的过程中很挣扎，那么可以返回到第一部分，回顾一些更基本的概念。或者只是休息一下，在准备好的时候再来接纳这些内在痛苦。如果你还没开始实践，只是希望通过阅读来加强自己的接受力，那也相当不错。知己知彼，才能赢得胜利。

第三部分

正念、强迫症和你

到目前为止，本书都在讲述你与你的强迫症。但是，强迫症对我们的影响肯定不止于想法、情绪或者内在感受这么简单。所有的外部世界，我们爱的人、我们从事的工作、我们希望得到的支持等，都受到了强迫症的影响。在本部分中，我们希望探讨在和强迫症共处，与强迫症进行沟通，因为强迫症而寻求帮助的过程中所遇到的一些挑战，以及讲述正念法如何可以提高我们的胜算。

第十五章

分享你的强迫症经历

每个人都有注意力。人们可能并没有意识到他们在关注我们。但如果你有强迫症，并且与周围的人有比较多的互动，那他们肯定问过你很多让你不舒服的问题。其实不仅仅是提问而已，当他们看到某人的强迫行为时，似乎很难抑制他们的好奇心。也许他们发现你每次都会用掉很多洗手液，或者在离开屋子之前要花费很长的时间。或者他们只是发现你经常沉浸在自己的世界里。他们会问："你在想什么？""发生什么了？"哦，看看他们的表情，好像你必须告诉他们实情。

人们看到了什么

想象一下，人们会如何看待强迫症患者？看到这句话后，你可能会不自主地开始进行个人化或者心理解读。人们发现我有强迫症了吗？他们是不是把我想得很可怕？注意一下，如果自己的心智首先有这样的倾向，那就会对自己进行评价和贴标签。现在试着回去重新来过，只关注外部行为。人们实际上看到了什么？他们是否看到了你终止谈话（当你感到不适时）？他们是否看到你在便利店的自主服务台跳过第一张纸而取出了比较干净的第二张？他们是否看到你上班迟到了？如果人们看到了你强迫症方面的异样行为，那可能是什么？写下来：

____

____

____

____

当有人问起你的行为时，你被唤起的感觉很大程度上取决于对方提问的方式。你最不喜欢的提问方式是什么？

____

____

这些会带给你什么样的感觉？

____

____

在无法忽略你的强迫症的前提下，你希望的提问方式是什么？

____

____

这些经历会让你意识到怎样的感觉？

____

____

正念法就是将事物的本质、与你所认为的事物的含义区分开来。仔细关注之前的反应方式，你就会辨认出来：外界看待你的方式，不等于你所认为的、他人看待你的方式。

可以告诉谁

强迫症是一种常见的心理障碍，因此，很多人认为没有必要去治疗它。对于你来说，它就是个陌生的、未知的事物。而且，强迫症治疗更像是性格缺陷治疗，而非临床问题，但实际上它是种需要治疗的精神障碍。在强迫症治疗中有个必要过程，就是用正念法将强迫症自然地讲述出来，与他人分享，就像它只是件普通的事情一样。

与他人分享的利弊

将强迫症与他人分享有以下一些好处：

- 可以使关系更亲密

- 可能关乎在学校或工作中的住宿问题
- 可以增强自己对秘密的想法、情绪的容忍力（要小心，不要演变为有意识的强迫忏悔行为）
- 有利于寻求合适的帮助

你认为将自己的强迫症暴露出来，可能会有哪些潜在的好处？你认为谁可以成为分享的对象？

____

____

将强迫症与他人分享的弊端如下：

- 当对方难以理解和接纳强迫症时，可能会让关系变得复杂
- 可能在工作或学校中引发他人的偏见
- 可能滋生出另一种强迫思维：对所分享内容的强迫思维
- 可能让健康保险方面的问题变得复杂

你认为将自己的强迫症暴露出来，可能会有哪些潜在的弊端？你认为有哪些人是绝对不能和他分享的？

____

____

注意，上面两个问题中我们使用了“潜在”一词，说明我们在选择与别人分享时，必须接纳可能存在的不确定性。上述问题可以帮助你进行合理的猜想，但要知道这些只是猜想而已，你还必须与这种不确定性所带来的不适感同在。记住，当你对强迫症敞开怀抱时，这种不适感是正常的、必然的。

你有什么类型的强迫症

“你有什么类型的强迫症？”这是个很忌讳的私人问题，但人们往往会直接提问，然后期望你来描述自己的强迫症。如果有人告诉你，他肠胃敏感，那你肯定会礼貌地回应：“哦，那你一定很难受。”你肯定不会直接说：

“你每天要拉几次肚子呢？”但是对于强迫症患者而言，媒体的宣传和描述方式，使得人们很希望了解你到底患有“哪种类型”的强迫症。要记住，人们并不是有意冒犯你，这只是一种无知的表现，而不是恶毒的行为。

解释你的想法

如果你打算向别人解释你的强迫症，那要注意自己的歪曲思维。例如，你可能认为自己的描述必须很完美，但是记住，任何事物都不是完美的，因此你必须接纳不完美的感受。你可能会用灾难化思维看待对方的反应。但是，其实你并不清楚对方的反应会带给你怎样的想法和感觉。你可能还会出现读心术、个人化等认知歪曲，假定对方会用特别的眼光看待你的强迫症。

重新回顾第二章“挑战认知歪曲”部分。你认为在与他人分析时，你可能会出现哪些方面的认知歪曲？

____

____

____

____

在向他人描述强迫症时，并没有一个完美的方式。下面是一些建议：

“我会纠结于事物特定的细节。我会在脑子里一遍遍地播放，直到我相信它们确实很重要；我很难从这些东西中脱身。”

“我的大脑特别擅长于发现事物的潜在风险，所以我会极力地避免这些风险，并且确保自己没有触碰这些事物。”

“有时我的脑子里会充斥一些想法：我不想变成某种样子的人，这让我非常不安。所以我会花大量的时间确保自己仍然是应该的样子，这很耗费精力。”

注意一下，上述方式全都没有涉及患者真正的思想内容。揭露的深度取决于你自己，而不是提问的那个人。在下面的空白处写下来，在不涉及自己最深的隐私的前提下，你可以用哪些方式描述自己的强迫症？

____

____

____

理解它

你可能在与朋友、同事或爱人分享了自己的强迫症表现后发现自己有一定的释放感，但同时也有不满足感。你会感到对方并没有理解它。有时候，这确实反映了一种现象：接收你信息的非强迫症患者，对于心理健康存在一些先验的信念，这妨碍了他开放地接收这些与自身哲学相冲突的信息。换句话说，他们不想理解这些内容。

但通常来说，该现象的出现是因为：你的爱人或者生命中的关键人物听到这些后，他们确实完全理解了，但还不能彻底接纳它们。她说：哦，但如果你知道自己不应该有强迫行为，知道自己的恐惧只不过是一种思想内容，为什么不停止强迫行为呢？这种话语本来是非强迫症患者的求救方式：请让我更好地理解强迫症的思维过程。但是，强迫症患者却会将其理解为是一种攻击，是自己与对方分离隔阂的表现。

而真相是：如果对方并没有强迫症，那可能对方真的没有理解强迫症。但是，实际上对方也不一定必须理解。与强迫症共处，就是要学习正念地接纳不确定性。你并不需要百分之百地确定自己的手是干净的，或者想法是安全的。因此，你也不需要百分之百地确定对方是否理解了你。可能80%就足够了，这可能也是对方所能达到的最高水平了。没关系的。

你可能也只能理解他人传递意义的80%。无论对方是哪个重要的人，哪怕是你最好的朋友，你仍然可以在只理解80%的情况下，与对方保持连结。花几分钟想想，有哪些内容是你最亲密的人必须要绝对了解的内容？下面是一些建议：

无论我的强迫思维的内容是什么，我永远都不会伤害我的爱人。

就像爱人有他最恐惧的事物一样，我最怕的就是我的强迫思维。

我是可以信任的。

我不是个疯子。

对于你最希望获得理解的那个人，哪些内容是你希望她 / 他能充分理解的？

____

____

此部分的正念法是指：要观察自己的想法和感受不能被充分理解的事实，同样，要观察自己内在的试图去填补这种鸿沟的冲动。要允许这种鸿沟的存在，就像你允许不适感存在一样。

第十六章

正念与保持正轨

强迫症是一种慢性疾病。所谓的终极控制是指你可以掌控自己的管理技能。强迫症不存在治愈问题，它是一种失调，是对正常过程的夸张体验。不必要的想法、情绪和身体感受都是正常事件；试图回避它们的冲动也是正常的；我们试图用强迫行为来逃避它们的策略，也是正常的。但是，我们被牢牢地锁在强迫思维——强迫行为的循环中，让这种恶性循环严重影响我们的功能，这才是强迫症的不正常所在。这不是正常事件的简单呈现。

正念是治疗强迫症的最大武器。将正念法与认知行为疗法结合起来，你就可以在生活中持续磨炼自己的技能，就像一个武林高手在获得高段头衔后仍然要不断修炼一样。你可能已经对正念认知行为疗法有一些了解了，但你仍然要不断践行这种哲学，永不放弃。这意味着，你的目标是永久性的进步——是一种生活方式的改变，不只是减肥而已。

就像其他慢性疾病一样，它们在生活中总是起起落落的。但是有一些因素可以增强强迫症的威力，而削弱你的能力。这些因素叫做紧张性刺激源。你必须了解，哪些紧张性刺激源会让你的强迫症恶化，这有助于你使用正念法和认知行为疗法来应对可能的症状变化。

压　力

强迫症是很容易被引发的，简单的压力就可以得逞。压力可能是由疾病本身带来的，或者是由你的知觉引发的；但更多时候，压力可能是被一些基本的现实问题引发的，例如时间压力或责任压力。例如你已经连续工作了好久、你是家长或护工、你经济窘迫、你有健康问题时——上述任何事情带来的体验都是“压力”。

如果我们遇到的问题是可以驾驭的，那称其为可接受性压力。如果我们无法驾驭，那就叫做不可接受性压力。当你有压力时，你会产生很多入侵式思维，涌现出更多的强迫冲动，表现出更多的逃避或安慰寻求行为。你生活中有哪些强迫症以外的事情，会引发你的压力？

当这些事情出现时，你可以使用自己的正念认知行为疗法来管理和接受压力体验。如果这些刺激源在你的掌控内，那么你就继续朝着正确的方向前进。这种接纳压力的方法通常比试图解决压力的方法有效得多。这些简单的解决方法包括减少工作时间、减少回复电话、向他人寻求帮助等。要知道，当你从生活中移除一些压力时，你可能会感到内疚，有一种不能胜任的感觉，或者发现自己让他人失望了。使用正念法来接受这些想法和情绪，它们就不会再次成为压力源。

当你在生活中减轻压力时，会出现哪些想法和情绪？

特别重要的一点是，当刺激源加重你的强迫症时，你内在噪音的增强并不意味着它们变得更加重要。在压力增强的那段时间，如果你发现自己洗手行为增多、检查门锁行为增多，或者性取向强迫症、暴力强迫症表现增多，一定要记住，这些与肮脏、不安全、威胁等无关。你的强迫体验只是被加重的疾病歪曲了。要知道，自己只是被压力歪曲了，要提醒自己：一切都和以前一样，我之所以对触发情境变得敏感，是因为压力的缘故。我仍然要接纳这种不确定性，仍然要抵制那些滋长强迫症的行为。

女性强迫症患者的荷尔蒙变化

Nienke Vulink 及其同事（2006）发现，女性强迫症患者的荷尔蒙变化与强迫症症状的恶化之间存在相关。女性患者在月经期（包括经前期）、绝经期、孕期都有症状加重的现象（尽管一些研究认为怀孕会减轻强迫症症状）。很多女性患者在强迫症突然、不可逆地复发时，都会在工作场合表现得完全不知所措，好像过去所有的治疗都白费了。研究者与她们进行了很长时间的讨论，为何与强迫症共处是那么困难，为何治疗强迫症是那么艰难，应该拿出怎样的勇气来面对这个疾病，最后的讨论结果是："哦，对了，我的月经来了！"同样，我们在治疗女性强迫症患者时发现，在怀孕期或者产褥期，强迫症症状同样加重，而强迫思维的主要内容是害怕伤害新生婴儿。

有一些女性比其他女性更容易受到荷尔蒙变化的影响。但是如果你关注一下自己强迫症的表现，尤其是它与自己怀孕、月经周期等的关系，你就有可能在它肆虐前使用正念法进行控制。如果你知道，当前所有的敏感行为都与荷尔蒙变化有关，那你就可以使用正念法回到当下。不要把强迫症看成魔鬼，你只需要把它看作是由于荷尔蒙变化而带来的正常症状即可。

不要进行自我惩罚。不要因为自己内心感到脆弱、不想再与强迫症作战而自责。相反，让内在想法、情绪的声音自行起起落落吧，不要参与到评价之中。只是看着发生的这一切，记住：一切都会过去的。

适应不良的应对策略

正念就是拥抱事情的真实面貌。接纳自己是一件很有挑战的事情。这是一个活生生的悖论。所谓正念就是要拥抱现实。但现实本身就包含了痛苦、入侵思维、恐惧、怀疑等。对你来说，现实就是患有强迫症。因此，不现实就是正念的反义词。任何使用药物、酒精、毒品以及色情物品来逃避的行为，都是不现实的。这并不是说，这些东西对所有的人都是坏的。但是，如果使用这些事物的目的是逃避，那么这就不利于强迫症的治疗。

当不适感出现时，我们会做一些感觉良好的事情来逃避现实，然而这些事情却成了不适和压力的来源。它们很有诱惑力，你试图通过大量的不现实事物来获得片刻的平静，但这只会让强迫症更猖狂。这种逃避给你传递了一个清晰的消息：现实的出现是不能容忍的。因此，当你通过任何不现实的事物享受短暂欢愉时，强迫症都会在那里等着你回来，然后提醒你为何离开。

当然，并非所有的离开都是破坏性的。有时，短暂的离开也为积极的改变提供帮助，回来时你可能会有更加健康的视角。例如假期或身体锻炼，都可以成为离开压力的方式。不过，也不是所有的逃离都是有意义的。看喜欢的电视剧或玩会电子游戏都可以是一种健康、积极的奖励行为。也许你可以从爱人或治疗师那里寻求帮助，了解哪些形式的离开是积极的，而哪些又是破坏性的。

如果你患有某种上瘾症，那么在治疗强迫症的同时也必须对这种上瘾症进行治疗，否则它们会彼此加重各自的症状。

在你的生活中，有哪些离开的行为是积极的？

____

____

____

在你的生活中，有哪些离开的行为是破坏性的、弊大于利的？

____

____

____

其他刺激源

可能加重强迫症的其他刺激源有：

- 其他心理健康问题（例如，抑郁症、双相障碍或人格障碍）
- 失眠症或其他睡眠问题
- 家庭问题
- 工作问题
- 经济问题
- 身体健康问题

你的生活中有哪些刺激源会加重你的强迫症症状？

____

____

____

____

退步和复发

完美对任何人来说都是不切实际的。完美地掌握正念与认知行为疗法，并不意味着从此就不再出现强迫体验。如果你尝试使用正念与认知行为疗法来治疗自己的强迫症，那你的生活质量一定会有大幅提升。但是，前行的路上还会有很多绊脚石。你可能对自己说：我做到了，然后却走进了强迫症巨大的蜘蛛网中。就在你挣扎着试图想弄清楚，可以做些什么行为来确保自己没有被强迫症噬咬时，你可能已经意识到：你完全偏离了正念与认知行为疗法的本义。你如何界定这种意识，决定了你会在这条路上走多久。

退步不是复发

当你出现一个强迫冲动时，并不意味着你在原地踏步。衡量你是否成功管理强迫症的一个重要指标，就是你有没有减少强迫行为的频率或强度。

如果你已经成功地管理自己，在一周内抵制了重复检查炉火行为，但是某天上午，你又检查了第二遍或第三遍，这并不意味着之前一周的努力都白费了。如果你连续两周都没有从伴侣那里寻求安慰，但是某天你却对他说："我可以问你一件事吗？"当话语从唇边说出时，这并不意味着你与强迫症的斗争失败了。

使用自动思维记录表可以有效地管理自己的挫败感。例如，你已经成功地抵制了返回检查炉火的强迫行为。然后，某个刺激源出现了，你接纳这种不适的能力似乎退化了。你知道自己要坚强、要挺住，但你今天确实做不到，然后你就像过去那样，走了老路。

自动思维记录表样例

触发情境 什么情境触发了你？	**自动思维** 强迫思维的内容	**挑战** 有什么思维方法可以代替歪曲思维？
开始了重复检查炉火的行为。	我本来已经做得很好了，但现在又开始强迫检查了。我失败了，我再也无法管理自己了。	当我有额外压力时，我必须仔细管理自己的强迫冲动才行。自我惩罚不会有什么帮助。我现在正在渡过艰难时期。
观看恐怖片后突然觉得很焦虑。	所有的暴露治疗都白费了。我的伤害强迫症复发了，我再也控制不了了。	我不知道以后会发生什么。失误总会时不时发生，我已经很久没有这样了。所以我总体上做得还是不错的。如果需要再进行暴露治疗，我会向治疗师咨询的。恐怖片有时候会触发我的强迫思维。

正念法还意味着可以看到更大的格局。大格局意识在强迫症治疗中就好比是一条崎岖而上的山路。你要有所准备，愿意跨越障碍、磕破膝盖，甚至一次次跌倒。失误是可以带来启示的。你希望可以到达那个地方，然后说：好啊，强迫症，来抓我啊。记住，你所做的一切努力都是为了能够接纳不确定性。

第十七章

寻求帮助

如果你正在阅读本书，你可能会总结说：还有一些工作没有准备好。你可能已经知道自己患有强迫症，或者你只是对我们称之为“强迫症”的一系列不必要的想法和情绪感到好奇。你可能已经决定了要做些什么来解决这个问题，不管你把它称为“心理健康的挑战”还是只打算进行生活改变。这是一本自我救助书，因此你必须自我激发。使用本书所提到的方法，不仅可以缓解你的强迫症症状，还可以改变你看问题的角度。我们不能过分强调受过正念认知行为治疗训练的治疗师的价值。能够学习不带评价地自我观察是个“壮举”。但是，如果你在开始时能有一个治疗师，不带评价地观察你的行为，将会是个不错的选择。

你可能害怕寻求帮助。强迫症心智通常会将这看作是个弱点。它蒙蔽了现实，能够认出何时、何地、如何寻求帮助，实际上是强大的标志！我们这里谈论的是你的生活。因此，无论是精神分析师还是认知行为治疗师指导你的治疗，他们都是在改变你的大脑化学反应、改变你的心智观点。这是件很有价值的事情，这意味着你选择谁、选择什么专业的人士很重要。

如果你对寻求专业帮助感到不适，那么想想此刻你有哪些想法和情绪？

___

___

___

___

___

___

___

如何开始

不同的治疗方法有不同的优势和劣势，但是对强迫思维——强迫行为障碍能提出最好的理解、研究和治疗效果的方法，当属认知行为疗法。最直接的寻找该领域专家的方法就是访问这个网址，然后键入你要寻找的内容：www.ocfoundation.org/treatment_providers.aspx。国际强迫症基金会（IOCDF）是强迫症领域最大的非营利性组织，有许多可靠的资源。如果你很难找到本地的强迫症治疗师，试试看是否可以通过在线资源或者电话咨询进行治疗。你可能也希望加入一些团体或进行集中治疗。

如果你在国际强迫症基金会组织中无法找到合适的治疗师，你可以通过其他方式寻找可能的资源。但是，一定要确保你咨询的治疗师是强迫症领域的。

你需要询问什么

当你与治疗师通话时，首先需要询问对方在治疗强迫症方面有多少经验，或者他在强迫症治疗方面的实践资历。许多强迫思维——强迫行为障碍方面的专家，都声称自己可以治疗一长串的病症，但他们却不一定熟悉和擅长使用最有效的治疗方法。一定要确保专家可以使用暴露与反应阻止法。因为在强迫症治疗中，不可能不使用暴露法。

何时开始

强迫症专家会谈论很多内容。同时，他们也会问很多问题。他们的目标是治疗强迫症，因此要了解必须达到的目标。他们会教你很多治疗概念，还会布置家庭作业，然后会进行批改。可能的话，他们会在办公室教你如何正确地行动。那些仅仅鼓励你“说出来”或者进行“自由联想”的治疗师，只是在浪费你的治疗费，而且很可能会误导你做出更多的强迫行为。

简而言之，强迫症的治疗不应该只是深入分析你为何会出现这些想法和感觉。你并不需要深入了解这些秘密。当这些分析师深入解析你的自我观，并揭示一些关于自我概念的想法时，都不会有实质性帮助。相反，这些都只会让你更深地陷入思考之中。作为强迫症患者，你已经分析得太多太多了。你需要的是实干！

额外的正念训练

如果你在使用本书或其他书籍进行自我救助，或者你在寻求专业治疗师的帮助，那么进行一些正念训练都是非常有益的。许多不同的机构都可以提供正念讲座、冥想训练，以及其他有助于理解正念的技术。阅读和实践正念技术，对于治愈强迫症是很有意义的。

休整一下

你已经获取了大量信息。阅读本书就意味着你已经大量地暴露在强迫思维和情绪中了。我们也设计了休息的环节，让你放松一下，展望未来。放松一下，你可以犒劳一下自己。这句话的意思是，你可以奖励自己一下，可以用认可、支持、友善的方式看待自己。在自己的生活中，你要时不时地放松自己，忘掉那些向着健康奔跑时，与强迫症斗争的痛苦。

也许看到这些话语，你有种冲动，想要再次阅读书中的内容，检查一下书中的内容对你的意义。如果有这种冲动，没关系，但是你可以借此机会练习正念，只需要看着它即可。

合上书本，让自己休息一会。你前面还有很多的路要走。你可能已经准备好联系某个治疗师，摩拳擦掌地冲上战场了。或者，你厌倦了想要做些什么的感觉。即便只是有那么几秒钟的良好感觉，也很不错，没必要总是那么苛刻地追求更好。

无论是准备好与强迫症进行一场艰苦卓绝的斗争，还是只是想那么待着，都没关系，与当下的真实感觉同在。当你选择与这些感觉同在，当你只是感受着当下的感觉时，毫无疑问：旅程已经开始了。

资　源

下面我们会列举一些具有参考价值的书目。不过，强迫症和正念领域有很多不错的书籍，我们无法在此穷尽所有的好书。而且，你不可能仅仅只靠其中的某一本，包括你手中的这一本，就能够完全理解强迫症的全部内容。这不仅取决于你的强迫症表现，还要看你是怎样的人以及你对某本书的感觉。因此，我们建议你阅读大量的强迫症与正念相关书籍，确保自己能够掌握足够多的信息。

强迫症相关书目

每本强迫症书籍在认知行为疗法方面都反映着作者独特的视角。你不可能对每个强迫症治疗观点都产生共鸣。建议你把阅读强迫症书籍本身看作是一种锻炼。这样，每阅读一本书，你就在心智中拓展了一些空间，便于自己更好地理解强迫症及其治疗方法。你可能会发现，自己会纠缠于一些不喜欢或者无意义的信息中。不要执著于理解全部的阅读内容。要练习着将那些不适感暴露出来，包括自己无法理解全部内容的想法。

Baer，L. 2001. *Imp of the Mind: Exploring the Silent Epidemic of Obsessive Bad Thoughts*. New York: Dutton.（本书有助于我们理解“坏”想法的本质，以及为何我们会产生这些想法。本书是暴力强迫症和性取向强迫症的必读书目。）

Grayson，J.2003. *Freedom from Obsessive Compulsive Disorder: A Personalized Recovery Program for Living with Uncertainty*. New York: Jeremy P. Tarcher/Putnam.（本书是一个很好的自学资源，它详细解析了不确定性的属性及其应对方法。）

Hyman，B. M.，and C. Pedrick. 2010. *The OCD Workbook: Your Guide to*

Breaking Free from Obsessive-Compulsive Disorder. 3rd ed. Oakland, CA: New Harbinger Publications.（本书着重描述如何挑战自己的歪曲思维，以及如何构建有效的行为治疗等级。）

Osborn, I. 1998.*Tormenting Thoughts and Secret Rituals: The Hidden Epidemic of Obsessive- Compulsive Disorder*. New York: Pantheon Books.（本书从历史和实践两个角度对强迫症及其治疗方法进行了综述。）

Purdon, C., and D. A. Clark. 2005. *Overcoming Obsessive Thoughts: How to Gain Control of Your OCD*. Oakland, CA: New Harbinger Publications.（本书为你提供了有效的方法，向错误的评价方法进行挑战。）

Schwartz, J. 1996.*Brain Lock: Free Yourself from Obsessive-Compulsive Behavior*. With B. Beyette. New York: ReganBooks.（本书全面揭示了强迫症如何在大脑中运作。）

上述书目只是很少的一部分。如果想获得更全面的书目，建议你访问以下这个网址：www.ocfoundation.org/Books.aspx

正念相关书目

我们建议你手头随时要准备一本正念书籍。例如，可以在床头柜摆放一本。这本书不一定是你正在阅读的书籍。正念法不是线性思维模式，因此阅读正念书籍不能像读小说一样，从第一行读到最后一行。你每次只需要读一点即可。正念相关书籍的章节都很短，因此，你可以每天在书页上花个一两分钟，然后与它所激发的想法和情绪共处和同在。

阅读正念书籍本身就是一次冥想练习。你会发现，自己的强迫症头脑似乎不太能理解此类书籍的内容，因为书中的观点不太符合你的个人理念，或者比较难掌握。允许一切发生。如果脑子里产生了“这个人在说什么”的念头，不要感到尴尬。诚实地面对每本书带给你的感觉。随着时间的推移，书中的内容会逐渐累积，最终你会发展出对正念的理解。

下面是一些会对你有所帮助的正念书目：

Chödrön, P. 1991. *The Wisdom of No Escape: And the Path of Loving-Kindness.* 1st ed. Boston: Shambhala Publications.（这是一本很好的入门读物，有助于理解正念、接纳、对个人及世界“仁慈”的概念。）

Hayes, S. C.2005.*Get Out of Your Mind and Into Your Life: The New Acceptance and Commitment Therapy*. With Sam Spencer. Oakland, CA: New Harbinger Publications.（书中的“接纳与承诺疗法”能帮助你很好地理解什么是正念，接纳对幸福的作用，以及逃避的陷阱。）

Kabat-Zinn, J. 2005.*Wherever You Go, There You Are: Mindfulness Meditation in Everyday Life*. New York: Hyperion.（本书描述了正念冥想以及日常生活中活在当下的价值。）

Nhat Hanh, Thich. 1987.*The Miracle of Mindfulness: A Manual on Meditation*. Rev. ed. Trans. by M. Ho, drawings by V.-D. Mai. Boston: Beacon Press.（你可以在本书中学习冥想和正念法则，并练习如何增强自己的意识。）

Siegel, D. J. 2007.*The Mindful Brain: Reflection and Attunement in the Cultivation of Well- Being*. New York: W. W. Norton and Company.（本书将正念概念与当前的神经科学研究成果结合起来。）

Tolle, E. 2004.*The Power of Now: A Guide to Spiritual Enlightenment.* Vancouver, BC: Namaste Publishing; Novato, CA: New World Library.（本书探讨了心智与觉察的关系，强调了当下的重要性。）

在线资源

网络为我们提供了大量免费而有用的资源。下面是一些强迫症相关网站，每个网站都有大量的链接资源：

国际强迫症基金会（ocfoundation.org）

超越强迫症（beyondocd.org）

强迫症—英国（ocduk.org）

ADAA（adaa.org）

强迫症治疗的相关论坛也是很好的学习来源及获得支持的途径。不过该资源的风险在于：可能会纵容你的安慰寻求行为。该资源能够增强你的自我表述能力，并提醒自己并非孤军奋战。

国际强迫症基金会（www.ocfoundation.org/yahoo.aspx）会给出所有活跃的讨论版块的清单。

OCD 支持组织（http://health.groups.yahoo.com/group/OCD-Support/）是一个大型强迫症讨论群体，你可以在此获得 James Claiborn、Michael Jenike 和 Jonathan Grayson 等的反馈，同时也会获得其他患者的支持。

Pure O - OCD（http://healthy.groups.yahoo.com/group/pure_o_ocd）是一个针对性取向强迫症、恋童强迫症、关系强迫症以及强迫症精神仪式的大型讨论版块。

万千心理图书目录

代号	书　目	著、译者	定价(元)
强迫症专题			
X717	走出强迫症	东振明著	36.00
X625	脑锁——如何摆脱强迫症	J. M. Schwartz等著　谢际春等译	30.00
强迫症专题合计			66.00
认知行为治疗专题			
X1098	儿童与青少年认知与行为疗法	E. Szigethy等主编 王建平等译　傅宏审校	78.00
X1180	认知疗法：基础与应用（第二版）	Judith S. Beck著　王建平等译校	58.00
X1181	认知疗法：进阶与挑战	Judith S. Beck著　王建平等译校	56.00
X1197	情绪障碍跨诊断治疗的统一方案 ——自助手册	Barlow等著　王建平等译校	35.00
X1198	情绪障碍跨诊断治疗的统一方案 ——治疗师指南	Barlow等著　王建平等译校	30.00
X993	边缘性人格障碍的移情焦点治疗	J. F. Clarkin等著 许维素译　李孟潮审校	52.00
X925	认知行为疗法	D. R. Ledley等著 王辰怡等译　王建平审校	38.00
X707	边缘性人格障碍治疗手册	Linehan M. M.著　吴波译	32.00
X1199	行为矫正——原理与方法（第五版）	R. G. Miltenberger著　石林等译	80.00
认知行为治疗专题合计			459.00
精神分析专题			
X1135	精神分析导论（第二版）	J. Milton等著　余萍 周娟等译	50.00

X945	心理动力学疗法	Deborah L. Cabaniss等著　徐玥译	58.00
X992	短程心理治疗	A. Coren著　张微等译	28.00
X880	督导关系	M. G. F-O'Dea等著　李芃等译	35.00
X915	弗洛伊德与安娜·O ——重温精神分析的第一个案例	Richard A. Skues著　孙铃等译	28.00
X771	病人与精神分析师	J. Sandler等著　施琪嘉等译	28.00
X943	投射性认同与内射性认同	J. Savege Scharff著　闻锦玉等译	38.00
X863	重寻客体与重建自体	David E.Scharff著　张荣华等译	38.00
X874	精神分析的伴侣治疗	David E. Scharff等著　徐建琴等译	42.00
精神分析专题合计			345.00
团体治疗专题			
X868	集中 · 封闭 · 大型团体咨询	刘伟著	36.00
X739	团体心理治疗（第五版）	Irvin Yalom等著　李敏 李鸣译	62.00
X676	身心灵全人健康模式	陈丽云 樊富珉 梁佩如等编著	40.00
团体治疗专题合计			138.00
积极心理治疗专题			
X888	积极心理治疗案例	G. W. Burns主编　高隽译	52.00
积极心理治疗专题合计			52.00
格式塔治疗专题			
X799	格式塔疗法——相处的艺术	Serge Ginger著　缪小幼 李鸣等译	25.00
X416	格式塔咨询与治疗技术	Phil Joyce等著　叶红萍等译	18.00
格式塔治疗专题合计			43.00

婚姻与家庭治疗专题			
X1007	重建信任——爱情与背叛的心理学	J. Amodeo著　夏天　冯迦宁译	28.00
X922	家庭治疗技术（第二版）	J. Patterson等著　王雨吟译	42.00
X994	如何做家庭治疗	R. Taibbi著　黄峥等译	40.00
X687	萨提亚冥想 ——内在和谐、人际和睦与世界和平	约翰·贝曼著　钟谷兰译	16.00
X716	萨提亚转化式系统治疗	约翰·贝曼著　钟古兰等译	18.00
X579	婚姻与家庭治疗案例	Larry B. Golden著　吴波译	30.00
婚姻与家庭治疗专题合计			174.00
沟通分析专题			
X1064	人间游戏——人际关系心理学	Eric Berne著　刘玎译	36.00
X1035	沟通分析的理论与实务	Thomas A. Harris著　林丹华等译	32.00
沟通分析专题合计			68.00
艺术治疗专题			
X1086	老年痴呆症的音乐治疗	David Aldridge主编　高天等译	36.00
X964	即兴演奏式音乐治疗方法	Tony Wigram著　高天译	32.00
X981	绘画心理治疗	L. B. Moschini著　陈侃译	50.00
X877	接受式音乐治疗方法	高天著	38.00
X823	风景构成法	皆藤章著　吉沅洪等译	38.00
X835	人格与意象对话	李骥著	18.00
X795	舞动治疗	Bonnie Meekums 著　肖颖等译	22.00
X813	美术治疗	D. Edwards著　缪青等译	28.00

X747	我手画我心	严文华著	35.00
艺术治疗专题合计			297.00
危机干预专题			
X746	拭去心灵的泪	董燕编著	30.00
X776	找到创伤之外的生活	V. M. Folleffe等著　任娜等	35.00
危机干预专题合计			65.00
儿童青少年心理治疗专题			
X1218	动力取向儿童心理治疗	M. Chethik著　高桦 闵容译	45.00
X989	自闭症儿童社交游戏训练	B. Ingersoll等著　郑铮译	25.00
X919	十步搞定叛逆青少年	R. A. Barkley等著　陈浪译	38.00
X882	和哈利·波特一起直面死亡	K. A. Markell等著　李稔秋译	28.00
X875	儿童心理创伤治疗	C. A. Malchiodi编著　刘建鸿等译	36.00
X816	儿童心理辅导	K. Geldard等著　黄秀梅译	38.00
X900	青少年心理辅导	K. Geldard等著　黄秀梅译	36.00
X407	儿童绘画与心理治疗	C. A. Malchiodi著　李甦 李晓庆译	18.00
儿童青少年心理治疗专题合计			264.00
抑郁症专题			
X1029	抑郁和焦虑障碍的治疗计划与干预方法	R. L. Leahy等著　赵丞智等译	78.00
X1128	战胜抑郁的十二堂课	T. Rosenvald等著　崔丽霞等译	20.00

……